Dieta Vegana

*Más De Recetas De Dieta Vegana Que Incluyen
Desayuno, Almuerzo Y Cena*

*(Recetas Bajas En Carbohidratos Para Mantenerse
Saludable Y Bajar De Peso)*

Derek Vasquez

Publicado Por Jason Thawne

© **Derek Vasquez**

Todos los derechos reservados

Dieta Vegana: Más De Recetas De Dieta Vegana Que Incluyen Desayuno, Almuerzo Y Cena (Recetas Bajas En Carbohidratos Para Mantenerse Saludable Y Bajar De Peso)

ISBN 978-1-989749-60-9

Este documento está orientado a proporcionar información exacta y confiable con respecto al tema y asunto que trata. La publicación se vende con la idea de que el editor no esté obligado a prestar contabilidad, permitida oficialmente, u otros servicios cualificados. Si se necesita asesoramiento, legal o profesional, debería solicitar a una persona con experiencia en la profesión.

Desde una Declaración de Principios aceptada y aprobada tanto por un comité de la American Bar Association (el Colegio de Abogados de Estados Unidos) como por un comité de editores y asociaciones.

No se permite la reproducción, duplicado o transmisión de cualquier parte de este documento en cualquier medio electrónico o formato impreso. Se prohíbe de forma estricta la grabación de esta publicación así como tampoco se permite cualquier almacenamiento de este documento sin permiso escrito del editor. Todos los derechos reservados.

Se establece que la información que contiene este documento es veraz y coherente, ya que cualquier responsabilidad, en términos de falta de atención o de otro tipo, por el uso o abuso de cualquier política, proceso o dirección contenida en este documento será responsabilidad exclusiva y absoluta del lector receptor. Bajo ninguna circunstancia se hará responsable o culpable de forma legal al editor por cualquier reparación, daños o pérdida monetaria debido a la información aquí contenida, ya sea de forma directa o indirectamente.

Los respectivos autores son propietarios de todos los derechos de autor que no están en posesión del editor.

La información aquí contenida se ofrece únicamente con fines informativos y, como tal, es universal. La presentación de la información se realiza sin contrato ni ningún tipo de garantía.

Las marcas registradas utilizadas son sin ningún tipo de consentimiento y la publicación de la marca registrada es sin el permiso o respaldo del propietario de esta. Todas las marcas registradas y demás marcas incluidas en este libro son solo para fines de aclaración y son propiedad de los mismos propietarios, no están afiliadas a este documento.

TABLA DE CONTENIDO

Parte 1 1

Introducción 2

Comprender El Veganismo Y Sus Beneficios 3

Investigación Actual Sobre Dietas Saludables Y Veganismo 12

Recetas Veganas Fáciles Para El Desayuno 17

1: PORRIDGE (GACHA O PAPILLA) DE ARROZ INTEGRAL CON PASAS DE UVA Y CANELA PARA EL DESAYUNO (LIBRE DE GLUTEN) 17
Revuelto De Tofu Con Frijoles Negros 25

Recetas Veganas Fáciles Para El Almuerzo 29

6: SOPA VERDE DE ORZO Y CHAMPIÑONES 29
7: Cazuela Asiática 30

Recetas Veganas Fáciles Para La Cena 38

11: CACEROLA DE FIDEOS CON SALSA DE MANÍ 38

Recetas Veganas Fáciles Para El Refrigerio 49

16: SALSA RECARGADA DE QUESO VEGANO PARA NACHOS 49

Recetas Veganas Fáciles De Batidos 60

21: BATIDO ROSADO DE MANZANA 60

Parte 2 67

Introducción 68

POR QUÉ QUIERE SER VEGANO 68
BENEFICIOS DE SER VEGANO 72
OBSTÁCULOS PARA SUPERAR 74

Capítulo 1: Por Qué Las Comidas Caseras Son Más Saludables Y Más Baratas 80

Capítulo 2 -Definiendo Qué Es Ser Vegano 86

INGREDIENTES VEGANOS - DÓNDE ENCONTRARLOS 90

Capítulo 3 - Prepare Su Cocina Para Cocinar Fácil Y Rápido 94

HERRAMIENTAS 95
ESPECIAS 101

Capítulo 4 - Recetas Veganas Para El Desayuno 106

REVUELTO EN SARTÉN 106
AVENA CON CALABAZA 110
MUFFINS DE ARÁNDANOS 111

Capítulo 5 -5 Recetas Veganas Para El Almuerzo 115

ENSALADA MEXICANA CON QUÍNOA YTEMPEH 115
ENSALADA DE PATATA DULCE 116
QUÍNOA Y LENTEJAS ESPECIADAS CON COMINO 118
DELICIOSO CURRY DE VERANO 120
CALABAZA CON CHILE A COCCIÓN LENTA 121

Conclusión 124

Parte 1

Introducción

Quiero agradecerle y felicitarlo por descargar este estupendo libro.

Este libro tiene 25 deliciosas recetas veganas que lo ayudarán a comer sano, aumentar su energía y perder peso para no recuperarlo nunca más.

Opciones, todos las tenemos. Nuestras razones para decidirse por una elección en particular pueden ser diferentes, pero hay una cosa que es indudable; los beneficios que usted puede obtenerpor elegir una opción distinta.

Quizás esté interesado en el veganismo por razones ambientales, razones de derechos de los animales, razones de beneficios para la salud o simplemente razones éticas; de cualquier manera, usted podrá experimentar la belleza del veganismo. Desde la pérdida de peso y el aumento de la energía hasta una piel más saludable, los beneficios de una dieta vegana son muchísimos.

Este libro le mostrará por qué el veganismo es el camino correcto a seguir;

también le dará 25 recetas veganas fáciles y deliciosas que le asegurarán una alimentación sana y que se divierta mientras lo hace.

Gracias de nuevo por descargar este libro. ¡Espero que lo disfrute!

Antes de empezar con las recetas, comencemos por comprender de qué se trata el veganismo, junto con los beneficios que conlleva volverse vegano.

Comprender el Veganismo y Sus Beneficios

El veganismo gira en torno al consumo de alimentos a base de vegetales o plantas como frijoles, nueces, verduras, granos y frutas. Es una forma de vida que tiene como objetivo excluir, de la mejor manera posible, todas las formas de crueldad o explotación de animales con fines de vestir, de comer o con cualquier otro propósito.

Como los productos animales pueden estar presentes en lugares inesperados, como vegano, debe convertirse en un lector ferviente de etiquetas para buscar ingredientes como albúmina, carmín, suero o miel en los alimentos que se espera sean veganos. Sin embargo, esto no siempre es suficiente. Algunos productos de origen animal pueden aparecer en los alimentos en nombre de "sabores naturales", lo que le obliga a llamar a la compañía y averiguar si los "sabores" tienen algún producto de origen animal. Con tales requisitos, es decir, no poder comer ni usar nada que no sea a base de plantas, la dieta puede parecer muy restrictiva. Sin embargo, la verdad es que ser vegano tiene una gran variedad de alimentos y platos para elegir (como veremos más adelante, cuando veamos las recetas veganas).

Hace un tiempo, muchos consideraron adoptar el veganismo como una opción de alimentación sustentable, apoyada por una pasión inflexible por los derechos de los animales. Hoy en día, sin embargo, parece que todo el mundo se está dando cuenta, y no solo por la mayor conciencia de la crueldad hacia los animales: los beneficios que ofrece el veganismo son cada vez más reconocidos, comprobados y aceptados.

Sin lugar a dudas, el veganismo requiere una notable cantidad de esfuerzo, sacrificio y un poco de planificación, pero los beneficios valen la pena. Algunos de estosbeneficios son:

- ***Pérdida de Peso***

Convertirse en vegano es una excelente manera de perder el exceso de peso y los estudios lo han demostrado. Un estudio realizado recientemente que incluyó 12 ensayos de dietas distintas y 1.151 personas que siguieron un cierto régimen para perder peso, mientras los investigadores monitoreaban su peso,arrojó resultados sorprendentes. Entre las dietas estaban las vegetarianas, veganas, de origen animal, etc.

Las personas que hacen dieta vegana perdieron más peso; ¿por qué fue eso? Las comidas veganas generalmente son ricas en fibra y todos sabemos que los alimentos a base de plantas ricos en fibra nos hacen sentir más satisfechos y llenos por más tiempo. Debido a esto, las posibilidades de que comas bocadillos después de las comidas son muy bajas.

Además, cuando usted adopta una dieta vegana, elimina los lácteos y el queso (o los alimentos elaborados con ellos) de su dieta, lo que significa que está eliminando un gran porcentaje de grasas no saludables. Luego, reemplaza las grasas no saludables con grasas saludables como las grasas de los frutos secos, el aceite de oliva y el aceite de coco. Este también es un gran factor para perder peso, ya que las grasas saludables como el aceite de coco tienen un alto contenido de MCT (triglicéridos de cadena media), que se metaboliza más rápido que las grasas normales de cadena más larga.

Otro beneficio de una dieta vegana es que los alimentos veganos se componen principalmente de granos enteros y verduras, y todos tienen un índice glucémico bajo (bajo impacto en el azúcar en la sangre). Los alimentos con un índice glucémico bajo conducen a la pérdida de peso de la misma manera que los alimentos ricos en fibra.

En general, las dietas veganas tienen una tendencia natural a reducir la ingesta total de calorías, lo que garantiza la pérdida de peso sin la necesidad de centrarse activamente en el conteo de calorías.

- ***Reduce los Niveles de Azúcar en la Sangre y Mejora la Función Renal***

Ser vegano le proporciona beneficios para la disfunción renal y la diabetes tipo 2. Los veganos generalmente tienen una mayor sensibilidad a la insulina, niveles más bajos de azúcar en la sangre y alrededor de un 50-78% menos riesgo de diabetes tipo 2. Todo esto es gracias al bajo contenido de azúcar asociado con la dieta, que conduce a niveles más bajos de azúcar en la sangre.

En un estudio particular publicado en el NCBI (Centro Nacional de Información Biotecnológica), el 43% de los participantes que siguieron una dieta vegana redujeron su dosis de medicamentos para reducir el azúcar en la sangre; en comparación, el porcentaje de aquellos que habían estado siguiendo la dieta recomendada por la ADA (Asociación Americana de la Diabetes) fue solo del 26%.

Otros estudios, también publicados en el NCBI, informan que las personas con diabetes que toman proteínas vegetales en lugar de carne reducen el riesgo de disminución de la función renal.

- ***Puede Proteger Contra Ciertos Tipos de Cáncer***

De acuerdo con la OMS (Organización Mundial de la Salud), aproximadamente 1/3 de los cánceres existentes pueden prevenirse por medio de su control, incluido lo que usted come.

Por ejemplo, según una investigación realizada por el Centro Nacional de Información Biotecnológica, comer legumbres con frecuencia puede reducir el riesgo de cáncer colorrectal en un 9 a 18%. La investigación (y una revisión de otros 96 estudios) también sugiere que comer alrededor de 7 porciones de verduras y frutas al día puede reducir su riesgo de morir de cáncer en un 15%.

Además de eso, los productos de soja

ofrecen cierta protección contra el cáncer de mamas. Una dietavegana proporciona muchasmásqueestasprotecciones.

- **Más Energía**

La verdad es que los alimentos de origen animal son difíciles de digerir. Cuando su sistema digestivo trabaja horas extras, seguramente usted se sentirá lento y con poca energía. Sin embargo, cuando come alimentos que son fáciles de procesar para su sistema, como los alimentos a base de vegetales, sentirá la diferencia ya que experimentará niveles más altos de energía simplemente porque su sistema está haciendo menos trabajo digestivo.

Aparte de eso, algunos alimentos a base de plantas en realidad tienen propiedades energizantes. Estos son alimentos como lentejas, almendras, quinua, granos integrales y soja. Sin embargo, usted debe ejercer un control estricto de las porciones, ya que las porciones extremadamente grandes perjudicarán a su sistema u organismo.

- **Mejora la Calidad del Sueño**

En la medida en que una dieta vegana

asegura una mayor energía durante el día, seguir una dieta vegana también garantizará una mejor calidad del sueño por la noche. Esto tiene todo que ver con lo que comerá en el transcurso del día.

Como ya sabe, los veganos no pueden comer lácteos, carne o huevos y, en cambio, terminan comiendo grandes porciones de verduras, nueces y frutas. Ciertos alimentos veganos como pistachos, cerezas, nueces, naranjas y piñas ayudan a la producción de melatonina natural (una hormona que controla su ciclo de sueño-vigilia).

Además de eso, los alimentos de origen vegetal son ricos en vitamina B6, potasio y magnesio, nutrientes que ayudan en la producción de serotonina, un neurotransmisor que ayuda a relajar la mente y el cuerpo. Es probable que usted duerma con mayor facilidad si está relajado.

- *** Piel Más Saludable y Beneficios Antienvejecimiento***

Cuando se trata del veganismo, la causa de una mejor piel no es una ciencia espacial.

Es realmente bastante lógico: comer una dieta basada en plantas significa que está comiendo más antioxidantes, vitaminas, agua y minerales que la mayoría de las personas. Esto promueve la salud de la piel y, gracias a la vitamina A, B y Omega 3, el veganismo hace un buen trabajo al promover un cabello y unas uñas más saludables.

Los veganos también se sienten y se ven mucho más jóvenes. ¿Por qué es así? Bueno, la dieta vegana generalmente promueve la producción de colágeno porque normalmente tienen una mayor ingesta de vitamina C (debido a las toneladas de verduras y frutas que comen). La vitamina C aumenta la producción de colágeno, lo cual es muy importante ya que cuanto más envejecemos, más perdemos colágeno, lo que hace que la piel se vea más caída y más delgada, causando arrugas.

Hay muchas investigaciones para demostrar la efectividad de la dieta vegana para transformar nuestras vidas.

Analicemos algunas de estas a continuación.

Investigación Actual Sobre Dietas Saludables y Veganismo

Si todavía tiene dudas acerca de volverse vegano o no, incluso con todos los beneficios descritos en la sección anterior, algunas investigaciones reales sobre veganismo lo harán bailar al ritmo vegano.

Aquí hay algunos estudios aleatorios controlados sobre veganismo y dietas saludables.

- *Macknin, M. y Otros. Dieta Vegetariana Libre de Grasas o Dieta de la Asociación Americana del Corazón: Impacto Sobre el Riesgo Cardiovascular en Niños Obesos y Sus Padres con Hipercolesterolemia.*

TheJournalofPediatrics – 2015.

Este estudio incluyó a 300 niños obesos y a sus padres seguidos aleatoriamente que mantenían una dieta de la Asociación Americana del Corazón (AHA) o una dieta vegana durante 4 semanas.

Según el estudio, los niños que siguieron la

dieta vegana perdieron 67 libras (30.4 kg) en el transcurso de las 4 semanas, que fue un 197% más que el peso perdido por los del grupo de la AHA. También redujeron sus niveles totales de colesterol LDL y la presión arterial sistólica, mientras que los grupos AHA no lo hicieron.

Los padres en la dieta vegana también perdieron 3.5 libras (1.58 kg) más que los padres que adoptaron la dieta AHA.

- *Wang, F. y Otros. Efectos de la Dieta Vegetariana Sobre el Colesterol. Un Examen Sistemático y Metaanálisis en Ensayos Aleatorios Controlados. Journal of the American Heart Association– 2015.*

Este estudio incluyó el metaanálisis de 11 estudios controlados aleatorios que incluyeron a 832 participantes.

De este estudio, las dietas vegetarianas dieron por resultado un nivel reducido de niveles totales de colesterol LDL, no HDL y HDL más que las dietas control, aunque no afectaron los niveles de triglicéridos en la sangre.

- *Turner – McGrievy, G. M. y Otros.*

Ensayo Aleatorio de Dos Años Sobre Pérdida de Peso que Compara Una Dieta Vegana con Una Dieta para la Obesidad Más Moderada con Bajo Contenido en Grasas – 2007.

Este estudio incluyó a 64 mujeres posmenopáusicas con sobrepeso similares seleccionadas al azar para seguir una dieta NCEP (Programa Nacional Para la Educación Sobre el Colesterol) baja en grasas o una dieta vegana baja en grasas durante 14 semanas. Los investigadores monitorearon a las mujeres durante 2 años.

Después de un año, el grupo vegano había perdido 0.8 libras (360 g) mientras que el grupo NCEP había perdido 4 libras (1.81 kg). Durante el año siguiente, ambos grupos recuperaron algo de peso y al final de los 2 años, la pérdida de peso fue de 6.8 libras (3.08 kg) para el grupo vegano y 1.8 libras (0.81 kg) para el grupo NCEP.

- *Lee, Y-M, y Otros. Efectos de una Dieta Vegana Basada en Arroz Integral y una Dieta Convencional para el Control de Glucemia en Pacientes Diabéticos Tipo*

2: Ensayo Clínico Aleatorio de 12 Semanas. Publicación PLOSONE (Public Library ofScience) – 2016.

El estudio incluyó 106 diabéticos tipo 2 asignados aleatoriamente a una dieta convencional recomendada por la KDA (Asociación Coreana de Diabetes) o una dieta vegana durante 12 semanas. No hubo restricción de calorías.

Del estudio, los participantes en el grupo vegano comieron 60 calorías menos diariamente en comparación con el grupo KDA.

Los niveles de hemoglobina A1C disminuyeron en ambos grupos, pero 0.3 a 0.6% más en el grupo vegano.

El IMC y la circunferencia de la cintura se redujeron de manera interesante solo en el grupo vegano.

No hubo cambios detectables / significativos en la presión arterial y los niveles de colesterol en sangre en ambos grupos.

- *Turner – McGrievy, G. M. y Otros. Dieta Vegana de Bajo Índice Glucémico o Dieta de Bajas Calorías Para Perder*

Peso en Mujeres con Síndrome de Ovario Poliquístico: Un Estudio de Factibilidad Aleatorio Controlado – Investigación Nutricional – 2014.

En este estudio participaron 18 mujeres obesas y con SOP (síndrome de ovario poliquístico) asignadas al azar para seguir una dieta baja en calorías o una dieta vegana baja en grasas durante 6 meses.

Según el estudio, las mujeres en el grupo vegano perdieron 1.8% de su peso corporal, mientras que el grupo bajo en calorías perdió 0% durante los primeros 3 meses.

Las personas que hacen dietas veganas también consumen 265 calorías menos que las personas que hacen dietas bajas en calorías.

Si ya está convencido de seguir la dieta vegana, hablemos ahora de algunas deliciosas recetas veganas con las que puede comenzar.

Recetas Veganas Fáciles Para el Desayuno

1: Porridge (Gacha o Papilla) de Arroz Integral con Pasas de Uva y Canela Para el Desayuno (Libre de Gluten)

Porciones: 4
Tiempo de Preparación: 2 min
Tiempo de Cocción: 8 min
Tiempo Total: 10 min

Ingredientes

Para el Porridge (o Papilla):
- ¾ cucharadita de canela molida
- 3-4 cucharadas de azúcar de coco (o azúcar morena apenas procesada)
- 2 cucharadas de harina de linaza orgánica
- 1¾ tazas (415 ml) de leche común de almendras sin azúcar (o el tipo de leche que usted prefiera)
- ¾ cucharadita de extracto concentrado de vainilla
- 1 pizca de sal
- 2 cucharadas de pasas de uva (rubias o sultanas)
- 3 tazas de arroz integral cocido

Ideas para Decorar:

- Semillas de chía
- Granos de cacao
- Nueces molidas
- Coco rallado
- Granos de granada

Instrucciones

Mezcle la leche de almendras, la harina de linaza, la canela, el arroz, el azúcar, las pasas y la sal en una cacerola mediana. Coloque la sartén a fuego medio y deje hervir.

Baje un poco el fuego y cocine durante aproximadamente 2-3 minutos más, hasta que esté lo suficientemente espeso, asegurándose de revolver con frecuencia.

Apague el fuego y agregue el extracto de vainilla, revuelva. Sirva mientras está caliente con la cobertura o decoración que usted desee.

Notas

Puede recalentar la papilla o porridgeen el microondas o en la hornalla. Simplemente agregue un poco de su "leche" para diluirla según su gusto.

2: Muffins de Calabaza sin Harina

Porciones: 6 muffins
Tiempo de Preparación: 5 min
Tiempo de Cocción: 10 min
Tiempo Total: 15 min

Ingredientes
- 1½ taza de copos de avena libres de gluten
- 1 cucharadita de canela
- ½ taza de calabaza
- ¼ cucharadita de nuez moscada
- ¼ taza de jarabe de arce
- ¼ cucharadita de jengibre
- 1/3 taza de arándanos, pasas de uva o nueces

Instrucciones

Precaliente el horno a 350ºF (175ºC). En un procesador de alimentos, procese todos los ingredientes, excepto los arándanos, asegurándose que estén bien mezclados y que formen una pasta homogénea.

Luego agregue los arándanos y pulse algunas veces hasta que se mezclen. Con una cuchara, coloque la preparación en moldes de muffins.

Deje que los muffins se horneen durante 10 minutos. Deje enfriar antes de retirar de los moldes. ¡A Disfrutar!

Nota
Puede guardar los muffins en el refrigerador por un par de semanas. También puede dejarlos en el freezer o congelador por mucho más tiempo.

3: Tostadas Francesas Veganas

Porciones: 2-3
Tiempo de Preparación: 10 min
Tiempo de Cocción: 5 min
Tiempo Total: 15 min

Ingredientes
- 1 pizca de sal
- 1 cucharada de levadura nutricional
- 1 cucharada de jarabe de maple – un poco más para servir
- ¼ cucharadita de nuez moscada recién molida
- 2 cucharadas de harina de mijo (espelta, escanda o simplemente de trigo)
- 1 cucharadita de canela
- Aceite de coco para la sartén
- 1 taza de leche de almendras
- 6 rodajas de pan ciabattaitaliano (chapata) del día anterior, de 2 cm de espesor

Para Decorar:
- Mantequilla vegana
- Azúcar impalpable o azúcar glas
- Frutas frescas

- Jarabe de maple (arce)

Instrucciones

En un bol pequeño, coloque el jarabe de arce, la levadura nutricional, la nuez moscada, la leche de almendras, la harina, la canela, la sal y mezcle con batidora.

Coloque el pan en un plato poco profundo con bordes para que puedan sostener el pan.

Vierta la mezcla de leche de almendras por todo el pan y voltéelo o levántelo para asegurarse de que todos los lados se cubran por igual.

Agregue una pizca de aceite de coco a una sartén grande y caliente a fuego medio. Una vez que la sartén esté caliente, agregue las rebanadas de pan y cocine por unos minutos de cada lado o hasta que se doren.

Sirva con fruta fresca, azúcar en polvo o impalpable, jarabe de arce y un poco de mantequilla vegana. ¡A disfrutar esta delicia!

Notas

Es importante que obtenga un buen pan resistente como la chapata de una panadería como WholeFoods. Este tipo de pan le permitirá lograr una excelente tostada francesa.

La levadura nutricional es completamente diferente de la levadura para hornear. Busque copos de levadura nutricional amarilla en su tienda de alimentos saludables (en los contenedores a granel).

4: Desayuno de Tacos Veganos con Salsa de Mango y Piña

Porciones: 4 tacos pequeños
Tiempo de Preparación: 15 min
Tiempo de Cocción: 10 min
Tiempo Total: 25 min

Ingredientes

Para el Relleno:
- ½ receta de Revuelto de Tofu con Frijoles Negros

Para la Salsa de Mango y Piña:
- ½ taza de mango cortado en cubos
- El jugo de ½ lima
- ⅓ taza de tomates cortados en cubos
- ½ taza de piña cortada en cubos
- 1 chalote, cortado en cubos
- 1-2 cucharadita de ajo picado
- 1 jalapeño, sin semillas y cortado en cubitos (es opcional, pero se recomienda)
- 1cucharadade cilantro
- Sal y pimienta a gusto (locos por la pimienta …)

Para los Tacos
- Cilantro, lima o aguacate para aderezar (opcional)
- 4 tortillas para tacos pequeñas o 2 grandes
- Lima o cilantro para decorar

Instrucciones

En un bol, incorpore todos los ingredientes de la salsa y mezcle bien. Condimente como más le guste.

Use una envoltura de plástico para cubrir y colocar la preparación en el refrigerador mientras prepara la mezcla de tofu.

Una vez hecho, coloque las tortillas en una sartén y caliéntelas durante aproximadamente 1 minuto de cada lado.

Retirar las tortillas de la sartén y colocar en un plato. Agregue la mezcla de tofu, la salsa de mango y piña, el aderezo de aguacate con cilantro y lima (si se usa), aguacates y jugo de lima adicional en la parte superior. ¡Es exquisito!

Revuelto de Tofu con Frijoles Negros
Porciones: 4 tacos pequeños
Tiempo de Preparación: 5 min
Tiempo de Cocción: 15 min

Tiempo Total: 20 min
Ingredientes
- Sal y pimienta a gusto
- 1 taza de frijoles negros cocidos
- 1 taza de hojas de kale (col rizada)
- ½ cucharadita de chile en polvo
- ½ cucharadita de comino
- ¼ cucharaditade cúrcuma
- 1 paquete de tofu extra firme, escurrido y seco
- ½ pimiento morrón, picado fino
- 2 dientes de ajo en cubitos
- ¼ cebolla, finamente picada
- 1 cucharada de aceite de oliva
- Decoraciónopcional: aguacate y salsa

Instrucciones

Comience mezclando el chile en polvo, el comino, la cúrcuma y 1-2 cucharadas de agua y luego déjelo a un lado.

Luego, caliente el aceite de oliva en una sartén grande a fuego medio y saltee la cebolla y el pimiento durante unos 2-3 minutos.

Luego, agregue el ajo y continúe salteando durante otros 2-3 minutos o hasta que las verduras se hayan suavizado bien. Mientras se cocinan las verduras, desmenuce el tofu en trozos pequeños. Luego agréguelo (el tofu desmenuzado) a la sartén y saltee durante 5 minutos asegurándose de revolver ocasionalmente.

Luego, vierta la mezcla de especias y revuelva bien hasta que todo esté cubierto. Agregue los frijoles negros junto con la col rizada, luego continúe cocinando durante 5 minutos o hasta que la col rizada se haya marchitado y el tofu esté bien dorado.

Sazone con pimienta y sal a gusto y sirva inmediatamente con el aguacate y la salsa.

5: Crepes (Panqueques) Dulces Sin Aceite

Porciones: 5 crepes
Tiempo de Preparación: 5 min
Tiempo de Cocción: 5 min
Tiempo Total: 10 min

Ingredientes
- 1 taza de agua
- ½ taza de harina de avena
- ½ taza de harina de arroz integral
- 1 banana madura
- 1 cucharadita de polvo de hornear

Opcional
- 1 pizca de sal
- 1 cucharada de azúcar de coco

Instrucciones

Licúe todos los ingredientes. Coloque una sartén antiadherente a fuego medio alto y deje que se caliente.

Vierte alrededor de ¼ de taza de la pasta en la sartén caliente y levántala para extender la masa por toda la sartén.

Cocine hasta que los bordes estén flojos o despegados, de modo que pueda deslizar la espátula por debajo (aproximadamente 2 a 3 min).

Dé la vuelta el panqueque y cocine el otro

lado durante 2 minutos, luego despéguelo de la sartén.

Repita esto con el resto de la masa, debe hacer 5 crepes. ¡Rellene con una fruta de su elección y disfrute esta exquisitez!

Recetas Veganas Fáciles Para el Almuerzo

6: Sopa Verde de Orzo y Champiñones

Porciones: 6
Tiempo de Preparación: 20min
Tiempo de Cocción: 15 min
Tiempo Total: 35 min

Ingredientes

- 2 cucharadas de aceite de oliva extra virgen
- 8 tazas de caldo de verduras de pollo
- Pesto de albahaca
- 1 taza de champiñones en rebanadas
- ¼ cucharadita de sal kosher
- 3 tazas de brócoli
- ½ taza de chalotes
- ¼ taza de ajo
- 1 taza de fideos orzo

- 3 tazas de espinaca cortada
- 1¼ tazas de apio

Instrucciones

Agregue el aceite de oliva a una olla de 8 cuartos (7.6 litros aprox.) y caliente a temperatura media. Agregue el apio, el ajo, la sal y los chalotes. Cocine durante 8 minutos mientras revuelve o hasta que estén doradas.

Agregue el brócoli, el caldo y caliente a fuego alto hasta que hierva. Baje el fuego a medio bajo y cocine 15 minutos mientras revuelve con frecuencia.

Finalmente, agregue los fideos orzo, las espinacas, los champiñones y cocine a fuego lento hasta que las verduras y los almidones se ablanden, aproximadamente de 8 a 10 min.

Retire del fuego y agregue el pesto de albahaca a su gusto. ¡A comer!

7: Cazuela Asiática

Porciones: 4
Tiempo de Preparación: 25 min
Tiempo Total: 35 min

Ingredientes

- 4 zanahorias, cortadas finamente

- 2 cucharadas de jengibre fresco rallado
- 1 cucharada de aceite de oliva
- 1 cucharadita de salsa de ají, suave o picante a gusto (opcional)
- 8 onzas (225 g) de judías verdes, sin las puntas, cortadas en trozos de 5 cm
- 2/3 taza de salsa de soja con bajo contenido de sodio
- 6tazasde caldode verduras
- 4 cebollinos (partes blancas y verdes), finamente cortados
- 8 onzas (225 g) de hongos shiitake o champiñones, sin el tallo y cortados en rodajas finas
- 1 paquete de 400 g de fideos celofán o fideos de arroz

Instrucciones

Prepare los fideos de acuerdo con las instrucciones del paquete; escúrralos y córtelos en trozos de 3 pulgadas (7.5 cm aprox.).

Agregue el aceite de oliva a una cacerola grande y caliéntela a fuego medio alto. Agregue los champiñones y cocine durante

2 minutos mientras revuelve con frecuencia.

Agregue el caldo, el jengibre, la salsa de soja y la salsa de chile (si se usa) y mezcle. Déjelo hervir.

Agregue los cebollinos, las judías verdes y las zanahorias. Cocine a fuego lento durante unos 5-6 minutos hasta que las verduras estén tiernas.

Divida los fideos en tazones separados y vierta la preparación de la cacerola en cada uno de ellos.

8: Krautfleckerl

Porciones: 2 a 4
Tiempo Total: menos de 2 horas

Ingredientes

- 1 cucharadita de pimienta negra recién molida
- Aminoácidos líquidos de Bragg, para servir
- 1 planta grande de repollo verde
- 3 cucharadas de aceite vegetal o de oliva
- 1 paquete de 16 onzas (450-500 g) de fideos moñito veganos o fideos cinta sin huevo

Instrucciones

Corte la cabeza de repollo en cuartos y elimine el centro. Luego, corte los cuartos en trozos pequeños.

Agregue el aceite a una olla grande y caliéntelo a fuego lento.

Cocine a fuego lento hasta que el repollo se cocine, se dore y se ablande mientras revuelve con frecuencia; esto le llevará aproximadamente una hora.

Una vez cocido, apague el fuego y reserve.
Hierve agua en una olla grande y agregue la pasta. Cocine de acuerdo con las instrucciones del paquete y escurra bien los fideos.
Agregue la pasta cocida al repollo y mezcle bien.
Agregue los aminoácidos líquidos de Bragg al servir. ¡Un banquete!

9: Sopa de Maní Vegetariana de África Occidental

Porciones: 4
Tiempo de Preparación: 10 min
Tiempo de Cocción: 35 min
Tiempo Total: 45 min

Ingredientes

- ¾ taza de manteca de maní (espesa o suave)
- 6 tazas de caldo vegetal, con bajo contenido de sodio
- ½ taza de salsa de tomate
- 1 cucharaditade sal
- 1 manojo de col rizada (o kale) sin las nervaduras y las hojas bien picadas
- 2 cucharadas de jengibre fresco, pelado y picado
- 1 cebollamediana picada
- ¼ taza de maní (cacahuate) bien picado, para decorar
- Salsa picante como Sriracha (salsa AKA rooster)
- 4 dientes de ajopicados

Instrucciones

Use una olla o un horno holandés para hervir el caldo. Agregue la cebolla, el ajo, el jengibre y la sal y cocine durante 20 minutos a temperatura media baja.

Mezcle la salsa de tomate y la manteca de maní en un bol mediano a prueba de calor y transfiera aproximadamente 1-2 tazas del caldo caliente al tazón con la mezcla de manteca de maní.

Bata esta mezcla hasta que esté suave, vuelva a verterla en el caldo y mezcle bien.

Agregue las hojas de col y use salsa picante para sazonar como lo desee.

Cocine durante 15 minutos más a fuego medio bajo mientras revuelve con frecuencia.

Sirva sobre un poco de arroz integral cocido y espolvoree un poco de maní picado encima. ¡A ¡A disfrutar esta exquisitez!

Notas

Puede sustituir la salsa de tomate por 1 taza de tomates enlatados triturados.

También puede agregar algunas batatas mientras hierve el caldo.

10: Tabbule de Lentejas

Porciones: 4
Tiempo de Cocción: 30 min

Ingredientes

- 1 atado de cebollinos o cebolla de verdeo
- 1 atado de perejil de hojas grandes
- 200 gr de tomates cherry maduros
- 1 limón
- 200 gr de lentejas Puy
- Aceite de oliva extra virgen
- 1 atado grande de menta

Instrucciones

Enjuague las lentejas y cocínelas en una cantidad suficiente de agua con sal hasta que estén tiernas, luego escurra el agua y deje enfriar.

Corte finamente los cebollinos, pique muy bien las hojas de las hierbas y corte los tomates cherry por la mitad.

Mezcle las lentejas ahora enfriadas con los tomates, 4 cucharadas de aceite ylas hierbas.

Agregue un poco de jugo de limón según lo desee y sazone con pimienta negra y sal. ¡A disfrutar!

Recetas Veganas Fáciles Para la Cena

11: Cacerola de Fideos con Salsa de Maní

Porciones: 2
Tiempo de Preparación: 10 min
Tiempo de Cocción: 15 min
Tiempo Total: 25 min

Ingredientes

- 2 cucharadas o más de cilantro, albahaca o ambos, para decorar
- ½ taza de apio o bok choy picados
- 2¼ taza de agua
- Maníes tostados para decorar (opcional)
- 6 onzas (170 gr) de fideos de arroz integral (fideos tailandeses), puede utilizar también fideos cabellos de ángel
- 4 a 5 onzas (120-140 gr) de tofu cortado en cubos
- Pimienta de Cayena a gusto (1/3 cucharadita o más)
- 2 cucharadas de cebolla de verdeo picada (opcional)
- 2 a 3 cucharaditas de salsa de soja
- ½ cucharadita de ajo en polvo o 2

cucharaditas de ajo picado, o ambas
- 3 cucharadas o más de manteca de almendras o de maní
- ¼ cucharadita de sal o la cantidad que prefiera
- 2 a 3 cucharaditas de salsa Sriracha
- 1 cucharadita de jugo de limón o de lima
- ½ cucharadita de vinagre blanco
- 1 cucharada de pasta de jengibre o de jengibre picado
- 1 cucharada o más de azúcar u otro edulcorante
- ½ taza o más de zanahorias, en rodajas
- ½ pimiento morrón rojo en rebanadas

Instrucciones

Vierte agua en una cacerola. Agregue los fideos y asegúrese de que el agua los cubra por completo.

Coloque las verduras en orden al costado o encima de los fideos (también puede agregar un chile verde).

Agregue el tofu y todos los demás ingredientes, excepto el apio, el cilantro y el maní.

Coloque la olla a fuego medio y hierva. Revuelva ocasionalmente para asegurarse de que los fideos se cocinen de manera uniforme y la manteca de maní o almendras se mezcle bien.

Cuando hierva, mezcle el apio y revuelva para incorporar. Cocine por 1 a 2 minutos más.

Verifique si los fideos están listos y agregue el jugo de limón.

Agregue la albahaca, el cilantro y espinacas tiernas (si lo desea).

Deje reposar por un minuto antes de servir.

Decore con algunos brotes o cacahuetes (maníes) y una porción de lima fresca.

Nota

Puede usar aminoácidos de coco en lugar de salsa de soja y garbanzos cocidos o tofu de garbanzos (u otras verduras) si prefiere comidas sin soja.

12: Papas Asadas Fáciles con Salsa de Sriracha y Calabaza

Porciones: 3-4
Tiempo de Preparación: 5 min
Tiempo de Cocción: 45 min
Tiempo Total: 50 min

Ingredientes
- 1.5 libras (700 gr) de papas pequeñas
- 2 cucharadas de aceite de oliva
- Sal, pimienta y paprika a gusto
- 2 cucharadas de perejil fresco picado para decorar (opcional)

Para la Salsa de Srirachay calabaza:
- 2-4 cucharadas de puré de calabaza
- 2-4 cucharadas de mayonesa vegana de buena calidad
- 2 cucharadas de salsa Sriracha picante o la cantidad que guste
- 1-2 cucharaditas de jugo de limón (opcional)
- 1 pizca de sal
- 1 pizca de paprika
- Salsa Srirachayketchup

Instrucciones
Precaliente su horno a 400ºF (200ºC).
Limpie las papas fregándolas y córtelas en mitades. Agregue las mitades en un bol que contenga pimienta, aceite y sal y revuelva hasta que estén bien cubiertas.
Extienda las papas recubiertas en una fuente de hornoformando una capa uniforme y hornee durante 40 a 60 minutos en el horno precalentado volteándolas de vez en cuando para obtener papas más crujientes.
Mientras las papas se asan, prepare la salsa en un bol pequeño batiendo los ingredientes.
Retire las papas del horno y decore con perejil. ¡Un plato exquisito!
Nota
Puede experimentar con las combinaciones de condimentos que desee.

13: Ensalada de Peras y Nueces con Canela y Jarabe deMaple

Porciones: 4
Tiempo de Preparación: 15 min
Tiempo de Cocción: 5 min
Tiempo Total: 20 min

Ingredientes

Para las nueces confitadas:
- ½ cucharadita de canela molida
- 1 cucharada de jarabe de maple
- 1 pequeña pizca de sal
- 62gr o ½ taza de nueces, en mitades o en trozos

Para la ensalada:
- 8 atados grandes de rúcula
- 2 peras rojas grandes (puede usar también peras verdes o manzanas rojas)

Para el aderezo:
- 60ml o ¼ taza de jarabe de maple
- ¼ cucharadita de canela molida
- 2 cucharadas de aceite de oliva extra virgen
- 1 pizca de sal

Instrucciones

Para las nueces confitadas
Precaliente su horno a 350ºF (180ºC). Mezcle las nueces con la canela, la sal y el jarabe de arce.Extienda las nueces en una bandeja y hornee durante 5 minutos,
Sacar y dejar enfriar.

Para el aderezo
Coloque todos los ingredientes del aderezo en un frasco. Asegure la tapa y agite bien.

Para la ensalada
Lave cuidadosamente las peras y córtelas por la mitad a lo largo.

Use una cucharadita para sacar las semillas y corte cada mitad de las peras en rodajas largas y delgadas.

Agregue la pera y la rúcula a una ensaladera grande.

Espolvoree con las nueces ya frías.

Finalmente, rocíe con el aderezo antes de servir. ¡A disfrutar!

14: Sopa Vegana de Calabaza Moscada y Kakis

Porciones: 3
Tiempo Total: 45 min

Ingredientes

- 1 taza de leche de coco
- ½ cucharadita de sal marina
- 3 kakis Fuyu medianos
- 2 tazas de calabaza moscada picada
- 1/8 cucharadita de canela molida o jengibre molido
- Opcional: salsa de chile o nueces tostadas
- 1 cucharada de jarabe de maple
- ½ cucharadita de paprika ahumada
- 1 cucharada de aceite de oliva o aceite de coco
- 3 clavos de olor
- 8 onzas (225 g) de caldo vegetal
- 1 cucharada de manteca de nueces o almendras.
- 1 pizca de pimienta

Instrucciones

Cocine la calabaza en un microondas (60 a

90 segundos) o al vapor hasta que esté un poco tierna.

Corte las partes superiores de los kakis y pélelos si lo desea. Mezcle el caldo, la calabaza y el caqui en una licuadora y procese hasta que quede suave.

Transfiera esta mezcla a una olla mediana y agregue la leche de coco, el jarabe de arce o maple, el aceite y la manteca de nueces o almendras.

Coloque a fuego medio bajo y revuelva hasta que todo se mezcle y tenga una apariencia suave y cremosa.

Mezcle las especias y revuelva para combinar. Cocine a fuego lento durante unos 30 min.

20 minutos a fuego lento, la sopa se espesa. Cuando esto suceda, mezcle con una licuadora de inmersión para que quede suave y cremosa o simplemente mezcle bien con una cuchara.

Pruebe y condimente a su gusto.

¡Sirve con un poco de salsa de chile, una pizca de pimienta y nueces tostadas si lo desea!

15: Champiñones con Tres Frijoles y Chile

Porciones: 8
Tiempo de Preparación: 10 min
Tiempo de Cocción: 35 min
Tiempo Total: 45 min

Ingredientes

- 15 onzas (450 gr) de frijoles negros, enjuagados y escurridos
- 2 cucharaditas de comino
- 1 cucharada de cacao en polvo, sin azúcar
- 2 dientes de ajo picados
- 1 taza de champiñones, cortados
- 2 cucharadas de chile en polvo
- 1 hoja de laurel
- 1 cucharadita de orégano
- 1 cebolla, cortada en cubos
- 1 lima, exprimida
- 1 cucharaditade tomillo
- 1½ cucharadita de sal de Himalaya (o su sal preferida)
- Pimienta recién molida a gusto
- 2 tazas de caldo vegetal con bajo contenido de sodio

- 1½ cucharadas de aceite de semilla de uva
- 1 pimiento morrón verde, cortado en cubitos
- 2 tazas de tomates asados al fuego
- 15 onzas (450 gr) de frijoles riñón, enjuagados y escurridos
- 15 onzas (450 gr) de garbanzos, enjuagados y escurridos
- ½ taza de maíz en granos, fresco o congelado

Instrucciones

Agregue aceite a una olla grande y caliente a fuego medio. Agregue el pimiento, las cebollas y dore hasta que estén suaves (durante aproximadamente 5 a 6 min).

Agregue el ajo, los champiñones y dore por 5 a 6 minutos más hasta que los champiñones estén suaves.

Agregue el comino, el tomillo, la pimienta, el chile en polvo, el orégano y la sal y revuelva por un minuto.

Agregue los tomates asados, el maíz, el cacao en polvo, el caldo de verduras, los frijoles y la hoja de laurel a la olla y aumente el calor para que hierva a fuego lento.

Cubra y baje el fuego para mantener una temperatura constante a fuego lento durante aproximadamente 12 a 15 min. Revuelva con frecuencia.

Pruebe y ajuste los condimentos y la sal si es necesario y retire la cubierta. Cocine hasta que el líquido esté a punto, durante 12 a 15 minutos más. Revuelva con frecuencia.

Retire del fuego y agregue el jugo de lima. Mezcle.

¡Sirve de inmediato y disfrute!

Nota

Puede agregar un poco de crema agria vegana, cilantro fresco, pan de maíz tibio y una rodaja de lima a un lado.

Recetas Veganas Fáciles Para el Refrigerio

16: Salsa Recargada de Queso Vegano Para Nachos

Porciones: 6 a 8

Tiempo Total: 15 min (más el tiempo para preparar los chorizos y la salsa de queso vegana)

Ingredientes

- 1 cucharada de aceite vegetal
- 1 aguacate, cortado en cubitos
- 2 latas (10 onzas o 280 gr) de tomates en cubos con chiles verdes Ro-Tel, escurridos
- 1 lata (15 onzas o 425 gr) de frijoles negros, enjuagados y escurridos
- Salsa picante a gusto
- 1 pimiento Serrano o jalapeño, picado (reserve unas pocas rodajas para decorar, si desea)
- 1 paquete de nachos o chips de tortilla
- 3 cucharadas de hojas de cilantro fresco picadas, más algunas para decorar
- Salsa vegana de queso para nachos
- 4 cebollinos picados finamente, y un poco más para decorar
- ¾ libra (350 gr) de chorizo vegano

Instrucciones

Agregue el aceite a una cacerola mediana y caliente a fuego alto hasta que brille.

Agregue el chorizo, cocine mientras revuelve con frecuencia durante aproximadamente 10 minutos o hasta que esté ligeramente seco y bien dorado. Reserve 2 cucharadas para decorar luego. Agregue los frijoles negros (menos 2 cucharadas para decorar), el cilantro, el aguacate, la salsa de queso, los tomates, los cebollinos y el jalapeño o serrano picado y revuelva bien.

Agregue la salsa picante a su gusto. Deje calentar bien la mezcla, mientras revuelve. Agregue a un bol y adorne con los frijoles negros, el chorizo, los cebollinos y el cilantro reservados.

Servir de inmediato con nachos o chips de tortilla. ¡A disfrutar!

17: Galletas Veganas Crudas de Manzana Caramelizada

Tiempo Total: 5 min

Ingredientes
- 15-20 dátiles bien maduros y blandos (remojarlos 20 minutos si no están blandos)
- 2 cucharadas de coco rallado sin azúcar
- 2 cucharadas de chispas de chocolate libre de lácteos (puede ser la marcaEnjoyLife)
- 2 cucharadas de pasas de uva
- 1 manzana
- 1/3tazade agua

Instrucciones

Agregue los dátiles a un procesador de alimentos y mezcle hasta que esté finamente picado. Agregar el agua y mezclar hasta lograr una pasta.

Cortela manzana en rodajas circulares y unte con la pasta de dátiles.

Cubra con las chispas de chocolate (si usa), pasas de uva y coco. ¡Exquisito!

Notas

Si eres vegano crudo, omite las chispas de chocolate. Otras grandes ideas para la cobertura son nueces, bayas de goji, canela y almendras.

18: Larabars Caseros de Lemon Pie
Porciones: 16
Tiempo de Preparación: 5 min
Tiempo Total: 5 min

Ingredientes
- 2 cucharaditas de ralladura de limón
- 2 tazas (400 gr) de dátiles envasados
- 1 taza (140 g) de almendras crudas
- 1/4 cucharadita de sal marina
- 2 cucharadas de jugo de limón recién exprimido
- 1 taza (140 g) de castañas de cajú (anacardos) crudas

Instrucciones

Agregue los frutos secos a una licuadora de alta potencia o un procesador de alimentos y hágalo funcionar hasta que estén bien triturados.

Agregue la sal marina, la ralladura y el jugo de limón, los dátiles y continúe procesando hasta que se forme una pasta.

Sáquelo de la licuadora y agréguelo (mientras lo presiona) a un molde para hornear forrado con papel de cera o de horno. También puede formar bolas con la masa.

Congele por 1-2 horas. Luego, corte la masa en 16 cuadrados u 8 bolas grandes. ¡Un banquete!

Nota

Guarde las sobras en el congelador o refrigerador.

19: Budín Salado de Chocolate y Aguacate

Porciones: 3
Tiempo de Preparación: 10 min
Tiempo de Cocción: 0 min
Tiempo de Enfriado: 2 horas

Ingredientes
Para el budín:
- ¼ taza de cacao en polvo sin azúcar
- 2 cucharadas de aceite de coco derretida
- 1 cucharada de manteca natural de almendras tostadas
- 2 cucharadas de leche de almendras sin azúcar
- ¼ cucharadita, más 1/8 cucharadita de sal fina de mar, o a su gusto
- ¼ taza de jarabe de maple puro
- ¾ taza de aguacate envasado (1/2 aguacate)
- 2 cucharadas de jarabe de arroz integral
- ½ cucharadita de extracto de vainilla puro

Para acompañar:

- Almendras o frutos secos bien picados
- Crema de coco batida
- Frutos rojos frescos

Instrucciones

Mezcle el cacao en polvo, el jarabe de arroz integral, la leche de almendras, la vainilla, el aguacate, el jarabe de arce o maple, el aceite de coco derretido, la manteca de almendras y la sal (1/4 de cucharadita) en un procesador de alimentos y hágalo funcionar hasta que esté completamente suave; pare y raspe los lados según sea necesario.

Pruebe y ajuste la cantidad de edulcorante y sal como lo desee.

Coloque esta mezcla en un recipiente hermético y cúbrala. Enfríe durante aproximadamente 1 a 2 horas (también puede disfrutar esta receta de inmediato a temperatura ambiente).

Sirva en tazones poco profundos y cubra con nueces, crema batida de coco y bayas o frutos rojos frescos.

Puede almacenar las sobras en un recipiente hermético durante 1 a 2 días.

Notas
Asegúrese de que el aguacate esté maduro, pero todavía fresco y sin hematomas para evitar un sabor desagradable o un budín amargo.

20: Garbanzos Condimentados
Porciones: 4
Tiempo Total: 1 hora
Ingredientes
- 1 cucharadita de mejorana seca
- 1 cucharada de aceite de oliva extra virgen
- ¼ cucharadita de pimienta de Jamaica molida
- 2 cucharaditas de comino molido
- 1 lata (15 onzas o 425 gr) de garbanzos escurridos
- ¼ cucharaditade sal

Instrucciones

Coloque una parrilla o rejilla en el tercio superior del horno y precaliente a 450ºF (230ºC). Seque los garbanzos y mézclelos en un bol con el comino, la pimienta de Jamaica, el aceite, la mejorana y sal.

Extienda esta mezcla sobre una bandeja para hornear con bordes. Hornee durante unos 25 a 30 minutos, revolviendo una o dos veces, hasta que estén crujientes y dorados.

Retire y deje enfriar en la bandeja durante 15 minutos antes de servir. Se puede guardar durante 2 días a temperatura ambiente.

Recetas Veganas Fáciles de Batidos

21: Batido Rosado de Manzana

Porciones: 2
Tiempo de Preparación: 5 min

Ingredientes
- 6-8 cubos de hielo
- 1 cucharada de semillas de chía
- ½ taza de cerezas sin el carozo
- ½ taza de frambuesas frescas
- ½ pepino inglés
- ½ taza de agua
- 1 manzana

Instrucciones

Agregue todos los ingredientes del batido de manzana en una licuadora y mezcle hasta que esté bien licuado y suave, durante aproximadamente 30 segundos. ¡A beberlo todo!

22: Batido Mortal Sangriento de Frutos Rojos

Porciones: 2 tazas

Ingredientes
- 2 cucharadas de batido nutricional VeganOne, sabor chocolate
- 2 tazas de cubos de hielo
- 2 cucharada de bayas o frutos rojos congelados
- 1 cucharada de granos de cacao crudos
- 1 taza de leche no láctea
- 1 cucharada de manteca de almendras
- 1 dátil sin semilla
- 1 cucharada de cacao crudo en polvo
- 1 banana
- ¼ cucharaditade aguafiltrada

Instrucciones

Mezcle todo (excepto el agua y las bayas o frutos rojos) en una licuadora de alta potencia y mezcle hasta que quede suave. Agregue el batido en su vaso para servir y enjuague la licuadora.

Mezcle las bayas o frutos rojos congelados con el agua para formar una mezcla espesa. Coloque esta mezcla sobre su batido y haga un "desastre sangriento".

23: Batido Brillante y Espumoso

Porciones: 1-2
Tiempo Total: 5 min

Ingredientes

- 2 cucharadas de manteca de almendras sin sal y sin azúcar
- 1 banana congelada
- 3 dátiles secos sin semilla
- ½ taza de agua de coco
- 1 taza de leche de almendras sin azúcar
- 1 pizca de canela molida
- 2 cucharadas de semillas de cáñamo (más 1 cucharada para decorar)

Instrucciones

Agregue todos los ingredientes a una licuadora y hágala funcionar hasta que esté bien batido y suave. Viértalo un vaso y cúbralo con las semillas de cáñamo adicionales para decorar. ¡Sirva de inmediato!

El batido puede guardarse en el refrigerador dentro de un recipiente tapado por hasta 2 días.

24: Batido 'Muffin' de Arándanos

Porciones: 1 vaso
Tiempo de Preparación: 2 min
Tiempo Total: 2 min

Ingredientes
- ½ taza de arándanos congelados
- ½ cucharadita de canela
- 2 dátiles (o más, dependiendo de lo dulce que desee)
- 1 cucharada de semillas de chía
- 1 cucharadita de extracto de vainilla
- 360ml o 1½ tazas de leche de almendras

Instrucciones

Simplemente mezcle todos los ingredientes en una licuadora y procesehasta obtener una consistencia suave.

¡Vierta en un vaso y beba de inmediato!

Nota

El nombre se debe a que el batido sabe a muffins de arándanos.

La receta no funciona tan bien con bayas o frutos rojos sin congelar

25: Batido de Tres Frutos Rojos y Kiwi

Porciones: 1
Tiempo de Preparación: 10 min
Tiempo Total: 10 min

Ingredientes
- 1 taza de fresas congeladas
- ½ taza de arándanos congelados
- 1 taza de jugo de naranja
- ¾ taza de frambuesas congeladas
- 2 kiwis sin piel, cortados en rodajas

Instrucciones

Agregue las bayas o frutos rojos congelados a una licuadora y permita que se descongelen durante aproximadamente 10 minutos. Agregue el jugo de naranja y los kiwis y ponga la licuadora en alto hasta que quede bien suave.

Cubra con bayas adicionales o kiwi si así lo desea, ¡Disfrute este exquisito batido!

Conclusión

Hemos llegado al final del libro. Gracias por leerlo y felicitaciones por disfrutarlo hasta el final.

Como puede ver, adoptar una dieta vegana no es tan difícil o restrictivo como algunos blogs pueden haberle hecho creer. Teniendo en cuenta los muchos beneficios de la dieta vegana, ¿No vale la pena adaptarse a esta dieta? Lo vale y ahora usted tiene un plan que le ayudará a hacer la transición al veganismo.

¡Gracias y buena suerte!

Parte 2

Introducción

Hay tantas razones para volverse vegano como personas que se vuelven veganas. Antes de comenzar este nuevo estilo de vida, es importante tomar una decisión consciente sobre por qué quiere volverse vegano. Tomar este simple paso puede ayudarlo a mantenerse motivado.

Por qué quiere ser vegano

Una de las razones por las que muchas personas eligen volverse veganas es hacer su parte personal para ayudar a resolver el hambre en el mundo. En el próximo año, más de 20 millones de personas morirán de desnutrición. Si cada estadounidense redujera su consumo de carne en un 10 por ciento, más de 100 millones de personas podrían tener una nutrición adecuada. La razón es que el ganado come más del 80 por ciento del maíz y el 95 por ciento de la avena cultivada en los Estados Unidos. Si bien pueden cultivarse 40,000 patatasen un acre de tierra, sólo se pueden producir 250 libras de carne en ese mismo acre.

Otras personas optan por comenzar a vivir el estilo de vida vegano porque están preocupadas por los efectos nocivos que tiene la crianza de ganado en el medio ambiente. Más de 260 millones de acres de bosque de los Estados Unidos han sido talados para producir tierras de cultivo. Sin embargo, no es sólo un problema de los Estados Unidos. Por ejemplo, más ganado que nunca se está levantando en la selva tropical. Por cada vaca que se cría, deben limpiarse 55 pies cuadrados de selva tropical. Además, se necesita tres veces más combustible fósil para producir una dieta centrada en la carne que una dieta sin carne.

A otros les preocupa que el mundo se quede sin agua. Se necesita mucho menos agua para cultivar una dieta basada en plantas que una dieta basada en carne. Por ejemplo, se requieren 5,000 galones de agua para criar una vaca en California, pero sólo 25 galones para cultivar una libra de trigo. De hecho, la cría de ganado consume más de la mitad del agua utilizada en el mundo.

Otros están muy preocupados por desarrollar cáncer y saben que comer lo vegano puede reducir enormemente las posibilidades de contraer esta temida enfermedad. Por ejemplo, las mujeres que comen huevos a diario tienen 2,8 veces más probabilidades de tener cáncer de ovario que aquellas que nunca consumen huevo. Y no sólo las mujeres. Los hombres que llevan una dieta rica en productos lácteos y huevos tienen 3,6 veces más probabilidades de padecer cáncer de próstata.

Otros temen morir de un ataque cardíaco fatal. Los investigadores descubrieron que las personas que comían una dieta centrada en carne tenían un nivel promedio de colesterol de 210 mg / dl. También descubrieron que aquellos que vivían un estilo de vida vegano redujeron su probabilidad de sufrir un ataque cardíaco en un 90 por ciento.

Si bien muchas personas creen que estamos a apenas un viaje en avión de un virus realmente malo que se propaga por todo el mundo, la verdad es que es mucho más probable que el virus malo ingrese a su hogar a través de la carne que consume si decide comerla. La razón es que el 55 por ciento de todo el ganado en los Estados Unidos se alimenta con antibióticos. Luego, cuando usted se enferma, esos antibióticos no funcionan porque su cuerpo ya se ha vuelto inmune a ellos.

Otras personas tienen problemas con su conciencia cuando comen carne. Alrededor de 660,000 animales se matan cada hora en los Estados Unidos para proporcionar carne para las mesas. El problema no se detiene allí. Los que trabajan en mataderos tienen una de las incidencias más altas de lesiones en el trabajo. Algunos de los que eligen llevar adelante un estilo de vida vegano lo hacen porque sienten que les permite conectarse mejor espiritualmente con el resto del mundo. Algunos incluso llevan esto un paso más allá; pensando que lo que causa que otros se infectenenfrentarán lo mismo en una vida venidera.

Beneficios de ser vegano

Para muchas personas, la razón principal para elegirllevar adelante un estilo de vida vegano es que es una forma más saludable de vivir. Como ya se mencionó, consumir una dieta vegana reduce el riesgo de cáncer y el colesterol. Además, se ha demostrado que la dieta vegana reduce el riesgo de desarrollar diabetes en adultos. De hecho, cuando los investigadores realizaron un estudio con 40,000 participantes, encontraron que la diabetes se producía cuatro veces más en los que comían carne que en los que no comían carne. Cuando los que consumían una dieta vegana se compararon con los que comían una dieta vegetariana, las investigaciones mostraron que los vegetarianos tenían dos veces más probabilidades de desarrollar diabetes que los que consumían una dieta vegana. Además, los investigadores encontraron que estos resultados se mantuvieron en veracidad independientemente de la etnia. Los médicos saben que tener sobrepeso equivale a desarrollar muchos problemas de salud. Los que llevan adelante un estilo de vida vegano tienen más probabilidades de tener una masa corporal saludable.

Los científicos han aprendido que consumir una dieta rica en plantas también ayuda a proteger contra el hipotiroidismo. Cuando los encuestados son sometidos a pruebas adicionales, es más probable que quienes tienen un estilo de vida vegano no desarrollen hipotiroidismo que aquellos con un estilo de vida vegetariano.

Si bien es muy fácil comprender que consumir una dieta rica en frutas y verduras es mejor para el corazón, reduce el riesgo de hipotiroidismo y el de diabetes, sorprende a muchas personas saber que quienes viven un estilo de vida vegano tienen menos problemas en los ojos. De hecho, los médicos han descubierto que losconsumidores de una dieta vegana tienen muchas menos cataratas.

Las vitaminas, minerales y fitoquímicos que se encuentran en la dieta vegana también ayudan a controlar la inflamación en el cuerpo. Los médicos han descubierto que consumir una dieta vegana reduce el riesgo de artritis reumatoide, especialmente cuando el gluten también se elimina de la dieta.

Una dieta vegana promueve un nivel de fosfato más saludable en el cuerpo. Por lo tanto, las personas que consumen esta dieta tienen menos problemas renales crónicos.

Si encuentra que la idea de vivir para siempre es atractiva, entonces asegúrese de considerar el estilo de vida vegano. Se ha demostrado que aquellos individuos que monitorean cuidadosamente sus necesidades nutricionales disfrutan de una vida mucho más larga. Lo que es aún más emocionante, tienden a gozar de una mejor salud para poder disfrutar de los años que han tenido la bendición de vivir.

Obstáculos para superar

Hay muchas razones por las que puede querer comenzar a llevar un estilo de vida vegano, sin embargo, muchas personas consideran que es difícil de vivir. Por lo tanto, es esencial superar los obstáculos que encontrará en su camino.

Un obstáculo importante para algunas personas es que establecen expectativas poco realistas. Si bien la mayoría encuentra que su salud mejora cuando comienza a llevar un estilo de vida vegano, no solucionará los problemas de todo el mundo. Por lo tanto, es necesario tener expectativas realistas de lo que el veganismo hará por usted.

Algunas personas que comienzan a vivir este estilo de vida tienen dificultades para controlar los nutrientes en sus dietas. En particular, tienen problemas para obtener suficiente vitamina B12, vitamina D y DHA. No consumir lo suficiente de estos nutrientes en la dieta puede llevar a la depresión, afectar los niveles de concentración, causar fatiga, aflicciones y dolores vagos. Por lo tanto, es esencial tomar suplementos o consumir alimentos fortificados con estos nutrientes.

Las personas también deben controlar cuidadosamente la cantidad de proteína en sus dietas. La respuesta a esto es asegurarse de que las legumbres se consuman regularmente como parte de la alimentación. De hecho, es vital comer al menos dos porciones de leguminosas todos los días. Algunas personas, especialmente los adultos mayores, encuentran que necesitan comer tres porciones diarias.

No hay duda de ello. De hecho, la dieta vegana normal es más baja que la dieta vegetariana o la basada en carne. Esto a menudo hace que las personas se sientan insatisfechas con su dieta. Por suerte, la respuesta aquí es muy simple. Solo asegúrese de comer un poco de grasa saludable en cada comida.

Algunas personas que comienzan una dieta vegana desarrollan anemia o tienen una tasa de hierro baja cuando se les realiza un análisis de sangre. Una vez más, hay una solución fácil. Asegúrese de comer granos integrales a diario junto con las legumbres. Cuando consuma estos alimentos, intente combinarlos con un alimento rico en vitamina C, ya que ayuda al cuerpo a usar el hierro que se encuentra en otros alimentos de manera efectiva.

Otros que comienzan esta dieta encuentran que tienen picos de azúcar en la sangre. Nuevamente, y por fortuna, hay una manera fácil de resolver este problema. Asegúrese de consumiralimentos que sean ricos en carbohidratos lentos, como patatas dulces, avena, cebada, quínoa y frijoles.

Los científicos creen que nuestras papilas gustativas se condicionan muy rápido. Si una persona ha sido condicionada para comer grasa animal, entonces puede serlo a que realmente le guste elumami. Para superar este obstáculo, asegúrese de cocinar con alimentos que produzcan umami. Algunos alimentos son los tomates secos, los hongos secos, el tamari, los tomates maduros, la levadura nutricional, el marmite y las verduras de mar. También importa cómo cocine su comida, porque la caramelización, el asado y el grillado producen más umami en los alimentos.

Algunas personas encuentran que cocinar vegano controla su tiempo. Si empieza a sentirse así, asegúrese de buscar formas en las que pueda agregarle comodidad a su cocina. Por ejemplo, considere las muchas opciones de carne vegetariana que se encuentran en la sección de congeladores, junto con las opciones de quesos vegetarianos listos para usar.

Muchos reportan sentirse aislados, especialmente cuando comienzan a vivir este estilo de vida. No hay necesidad de sentir este aislamiento, ya que hay muchos lugares en línea donde puede encontrar ayuda. Una vez que se haya familiarizado con el veganismo, no olvide transmitir su nuevo conocimiento a los demás.

Hay muchas razones para abrazar el estilo de vida vegano. Para algunos, es la oportunidad de hacer del mundo un lugar mejor, mientras que para otros es una oportunidad para mejorar su propia salud. Los científicos saben que consumir una dieta rica en plantas y eliminar la carne y los productos cárnicos de la dieta es una excelente manera de mejorar muchas condiciones de salud, como reducir el colesterol, detener el cáncer y mantener un peso corporal saludable. No a todos les resulta fácil comenzar y mantener un estilo de vida vegano. Por lo tanto, es mejor encontrar a alguien que ya esté en la dieta para que lo guíe en el camino. Si bien hemos analizado algunos de los problemas nutricionales comunes que debe tener en cuenta, los siguientes capítulos examinarán la dieta más detenidamente.

Capítulo 1: Por qué las comidas caseras son más saludables y más baratas

Muchas personas que comienzan a llevar un estilo de vida vegano encuentran que es mucho más fácil preparar la mayoría de sus comidas en casa. En lugar de considerar esto como una carga, hay muchas razones por las que es más saludable y más barato.

El consumidor consciente de su presupuesto encuentra que puede ahorrar mucho dinero al preparar las comidas en casa. De hecho, la autora Laura Stec demuestra que es fácil ahorrar más de $ 100 sólo por llevar las comidas al trabajo. Para que sea aún mejor preparar las comidas en el hogar, los alimentos a menudo se pueden comprar a granel, y así cocinar de muchas maneras diferentes ahorrando dinero al usar cupones de la tienda. Haciéndolo aún más fácil, muchas comidas veganas son perfectas para el congelador.

Muchas personas no toman en

consideración la cantidad total de tiempo que se tarda en comer en un restaurante. Primero, si tiene una familia, debe tomarse el tiempo para reunir a todos. A menudo, una discusión persigue dónde comer y el restaurante ganador siempre parece estar en la otra punta de la ciudad, cuya ruta le sumerge a través de un tráfico imposible. Incluso si vive solo, debe conducir hasta el restaurante, esperar a sentarse y luego a que el mesero tome su pedido. Luego, llega la espera más larga de todas: que alguien prepare su comida. Si usted es como muchas personas, entonces se apresura a comer porque necesita estar en otro lugar. Finalmente, tiene que conducir a casa. Eliminar todas esas molestias es fácil cuando cocina en su hogar. Haciéndolo aún más fácil, si sabe que va a estar ocupado durante una noche en particular, planear las sobras o cocinar con anticipación es fácil.

Es difícil encontrar opciones veganas en muchos restaurantes. Incluso si se toma el tiempo para leer el menú con cuidado y hablar con el mesero, todavía no hay garantías. Además, los alimentos preparados en los restaurantes suelen ser más altos en grasas trans y sal. Cuando prepara las comidas en casa, es fácil controlar lo que contienen los alimentos, cuánta grasa y sal está comiendo, y preparar las comidas de acuerdo con sus papilas gustativas.

Para mantenerse saludable, se debe incluir una variedad de opciones diferentes en la dieta. Es mucho más fácil preparar comidas balanceadas cuando cocina en casa. De esa manera, puede asegurarse de que está obteniendo suficientes proteínas, vitamina D, vitamina B12 y otros nutrientes esenciales en las cantidades adecuadas.

Más de 76 millones de estadounidenses están envenenados por la comida que consumen cada año. Cuando prepara alimentos en casa, es fácil asegurarse de que todo está impecable antes de comenzar a cocinar. También es fácil asegurarse de que está elaborando los alimentos a las temperaturas adecuadas y almacenándolos de forma correcta.

Cuando come bien, tiene suficiente energía para durar incluso en el día más difícil. Después de todo, la gente parece estar corriendo desde el momento en que se activa la alarma por la mañana hasta mucho después de la hora en que una persona debe irse a la cama. Cuando un individuo cocina en casa, es fácil agregar un poco de fruta extra como estímulo natural, pero eso es casi imposible cuando se come fuera, ya que estas opciones suelen ser extremadamente limitadas y muy caras.

Las investigaciones realizadas por la Universidad de Michigan muestran que es vital para los jóvenes comer en casa. Las personas que comen regularmente con sus familias disfrutan de mayor éxito académico y menos problemas de delincuencia. Después de todo, somos lo que comemos, así que cocinar en casa permite a los padres determinar en qué se convertirán sus hijos. También es muy fácil para las personas incorporar a los suyos en el proceso de cocina para que los padres puedan transmitir ideas importantes sobre los alimentos que comen y el conocimiento sobre cómo preparar esos alimentos a sus hijos. Dado que muy pocas personas eligen consumir comida vegana, es importante transmitir estashabilidades y técnicas de cocina antes de que los niños puedan ir a lugares solos.

La mayoría de los restaurantes están sirviendo porciones más grandes que nunca. De hecho, un estudio publicado en el *Journal of PublicHealthPolicy* mostró que el plato promedio utilizado en un restaurante aumentó dos pulgadas de tamaño entre 1990 y 2010. Esto alienta a las personas a consumir más alimentos que nunca cuando comen afuera. Mientras que cenar en casa permite que se controlen más fácilmente el tamaño de las porciones. El resultado es que los individuos consumen menos alimentos, lo que les permite controlar su peso más fácilmente.

Las comidas caseras son más saludables y más baratas que comer fuera por muchas razones diferentes. Es muy fácil controlar lo que está poniendo en su cuerpo cuando come en casa. No sólo puede fijarse en los tipos de alimentos que está comiendo, sino también en la cantidad, para que todos obtengan exactamente lo que necesitan. Realmente es lo que come, así que quien debe tener el control de este aspecto de su vida es usted, en lugar de un chef en un restaurante.

Capítulo 2 -Definiendo qué es ser vegano

La definición simple de lo que es ser vegano es que no se consumen alimentos que provienen de animales. Por lo tanto, las personas que siguen una dieta vegana no sólo eligen no comer carne, sino que también evitan los productos lácteos que provienen de los animales. La dieta vegana es una de las más exigentes a seguir, por lo que es importante ir más allá de la definición básica.

Para asegurarse de que una persona consuma una dieta vegana equilibrada, piense en una pirámide. Los granos integrales forman la base de la dieta vegana y son esenciales para la energía. La persona que realiza la dieta vegana debe asegurarse de que está consumiendo carbohidratos complejos que le permitantener la energía suficiente para seguir todo el día. Para esto, hay muchos alimentos que caen dentro del grupo de granos, incluyendo la quínoa, la cebada, el maíz, el mijo, la cebada y la cebada. Muchas personas que siguen esta dieta comen panes integrales y comienzan el día con un gran tazón de cereales.

El siguiente nivel de la pirámide consiste en frutas y verduras. Para mantener la dieta balanceada sin pasar horas tratando de medir diferentes nutrientes en papel, trate de consumir muchos colores diferentes de frutas y verduras cada día. Afortunadamente, se encuentranmuchas opciones diferentes:

Rojo–patatasrojas, fresas, manzanas rojas, remolachas

Azul - arándanos, patatas azules, lechuga azul

Verde - uvas verdes, espárragos, brócoli, aguacates

Púrpura - uvas moradas, ciruelas, moras

Naranja – patatas dulces, calabazas, zanahorias, melones

Amarillo - calabaza amarilla, mangos, plátanos, manzanas amarillas

Si bien muchas personas encuentran una gran variedad de opciones en las tiendas de comestibles locales, no pase por alto la posibilidad de encontrar opciones únicas en los mercados de agricultores locales. En particular, intente encontrar uno donde se vendan frutas y verduras tradicionales o considere cultivar las suyas.

En la parte superior del nivel de frutas y verduras están las legumbres. No sólo es importante que coma al menos cuatro porciones de este grupo cada día, sino también que consuma una variedad de diferentes leguminosas. Afortunadamente, hay muchas opciones diferentes, que incluyen arvejas, alubias, frijoles cannellini, lentejas y garbanzos.

Muchas personas crecieron en un hogar donde la leche materna era considerada una necesidad absoluta. Ese simplemente no es el caso. Después de todo, los humanos son los únicos primates que beben leche después de que maduran. Sin embargo, las personas todavía necesitan muchos de los nutrientes que provienen del grupo de la leche. Por eso es necesario obtener de dos a cuatro porciones del grupo de leche cada día.

Afortunadamente, hay muchas opciones excelentes que incluyen leche de almendras, leche de cáñamo, leche de avellana, leche de soja y leche de arroz. No sólo son excelentes opciones para beber, sino que también funcionan muy bien al hornear.

En la parte superior de la pirámide de alimentos veganos están las grasas y aceites. Si bien a muchas personas se les ha enseñado que este grupo debe evitarse, eso no es así. Es vital, sin embargo, que este grupo se consuma con moderación. Sin ningún tipo de grasa en la dieta, las personas no se sienten satisfechas con lo que comen, ya que éstas alientan a la persona a sentirse completas. Las grasas también son esenciales para que muchas funciones del cuerpo se lleven a cabo correctamente. Hay muchas opciones excelentes que incluyen aceite de oliva y aceite de coco. Sin embargo, no todas las grasas deben venir en forma de aceite de cocina, ya que existen muchas frutas y verduras que contienen algo de grasa, como los aguacates y las aceitunas. Además, no olvide los frutos secos y las semillas como una forma de incluir grasas saludables en su dieta.

Ingredientes veganos - Dónde encontrarlos

Las personas que recién están comenzando una dieta vegana a menudo se preocupan de dónde obtendrán los ingredientes que necesitan para preparar sus comidas. La buena noticia es que las tiendas de comestibles locales suelen estar llenas de opciones maravillosas que funcionan. La clave es asegurarse de leer la lista de ingredientes del paquete para cerciorarse de que no contengan ingredientes que usted no desea, porque tienden a colarse en lugares de los que nunca sospecharía.

Recuerde que no siempre es necesario comenzar con ingredientes individuales para disfrutar del éxito en la dieta vegana. Por ejemplo, muchos cereales en caja y papillas preenvasadas contienen sólo ingredientes permitidos. El comprador cuidadoso encuentra muchas pastas integrales junto con mezclas para hornear también integrales. En la sección de alimentos congelados, los compradores encuentran panqueques de grano entero congelados, gofres, cortezas de pizza, tortillas y panes congelados. Mientras tanto, comprar en el pasillo del pan lo pone frente a panes de grano entero, pan de pita, panecillos, muffins ingleses, rollitos y baguettes. Muchas de estas mismas opciones están disponibles en la sección de panadería de las grandes tiendas de comestibles.

También puede encontrar muchas opciones cuando se trata de comprar legumbres. Generalmente se pueden hallar muchas variedades diferentes de leguminosas incluyendo frijoles mung, de soja, Northern, lima, garbanzos, guisantes de ojo negro y blancos. Sin embargo, compre sólo en este pasillo, ya que puede encontrar tofu y hamburguesas de lentejas en otros pasillos de la tienda.

Las nueces son una adición maravillosa a la dieta vegana. Los paquetes se pueden encontrar en la tienda de comestibles, pero no pase por alto los ahorros al comprar en grandes cantidades. Las nueces a granel a menudo se encuentran en o cerca de la sección de productos en las tiendas de comestibles.

Las frutas y verduras frescas se encuentran en la sección de productos, pero no se quede comprando sólo allí, ya que la sección de congelados es un gran lugar para encontrar alimentos que pueden no estar de temporada.

Si bien un viaje a la tienda de comestibles es un gran lugar para obtener ingredientes para su experiencia de dieta vegana, no pase por alto las compras en los mercados de agricultores locales. La ventaja de comprar en estos mercados es que a menudo se pueden encontrar frutas y verduras que faltan en la mayoría de las tiendas de comestibles. La razón es que los proveedores generalmente pueden permitirse el crecimiento de sus productos en cantidades más pequeñas, lo que les permite ofrecer una mayor variedad. Es posible que muchos proveedores ofrezcan legumbres y frutas tradicionales que son excelentes adiciones a su dieta, ya que a menudo contienen nutrientes diferentes a los que se encuentran en las opciones de la tienda de comestibles. Incorporar estas opciones también es una forma excelente de introducir una mayor variedad a su dieta para que no se aburra de comer lo mismo.

Otra opción que mucha gente disfruta de la dieta vegana es cultivar sus propios alimentos. Incluso las personas que viven en complejos de apartamentos pueden disfrutar cultivando alimentos en macetas. Además, muchos complejos de apartamentos disfrutan de la jardinería en susmetros cuadrados. Por último, no pase por alto la posibilidad de visitar jardines comunitarios en su área. Si no encuentra uno, piense en organizarlo usted mismo.

Encontrar los ingredientes para una dieta vegana no es difícil. Los alimentos se pueden hallar en el supermercado local, y no siempre es necesario comenzar desde cero con toda la despensa. El mercado local de agricultores es otra gran fuente que puede ofrecer aún más variedad. Además, muchas personas respaldan el cultivo de sus propios alimentos al adoptar el veganismo.

Capítulo 3 - Prepare su cocina para cocinar fácil y rápido

Abrazar el estilo de vida vegano comienza con preparar su cocina. Empiece por eliminar todos los ingredientes que no encajen con su nuevo estilo de vida. Si no puede soportar tirar las cosas, dónelos a una buena causa, ya que disfrutará de los beneficios de saber que ha ayudado a alguien más. No tener estos artículos en su hogar también significa que no tendrá la tentación de volver a su estilo de vida anterior.

Asegúrese de que todo esté impecable. La mayoría de las enfermedades transmitidas por los alimentos ocurren cuando no se preparan en un ambiente limpio. Dado que es probable que pase más tiempo cocinando en casa ahora que en los últimos días, si el presupuesto se lo permite, ahora puede ser el momento perfecto para actualizar su cocina. Incluso una nueva capa de pintura puede indicar que está abrazando una nueva forma de vivir.

Asegúrese de que su cocina tenga suficiente espacio para reunir a su familia. Si usted es padre o madre, entonces considere crear mesadas especiales que sean lo suficientemente bajas para que los niños trabajen fácilmente, ya que les encantará ayudar. Además, si es un amante de la música o un adicto a la televisión, piense en cómo puede incorporar estos elementos en su cocina. Si disfruta de una copa de vino mientras cocina, incorpore también estas áreas.

Herramientas

Si bien puede comenzar el estilo de vida vegano con las herramientas que actualmente tiene a mano, descubrirá que tener ciertos utensilios hará que su vida sea mucho más fácil.

La primera de estas herramientas es un vaporera de alimentos. Hay dos tipos básicos. Uno se apoya en la encimera y todo lo que el usuario debe hacer es colocar la comida y configurar el temporizador, ya que la vaporera hace el trabajo por sí misma; y, diseñada para apoyarse en la cocina, el segundo tipo es una olla que el usuario llena con agua y luego inserta una cesta con verduras en la parte superior. Sin embargo, es importante darse cuenta de que esta olla debe controlarse cuidadosamente para que no hierva en seco.

La ventaja del segundo tipo de vaporera es que generalmente cuesta mucho menos que una eléctrica, por lo que si el dinero es escaso, definitivamente es el camino a seguir. Cuando se buscan vaporeras, la opción más barata es la versión de acero inoxidable. Aunque funcionan muy bien en muchos casos, la mayoría no se ajusta perfectamente a diferentes tamaños de ollas, por lo que puede necesitar más de una. Éstas se calientan mucho, también, por lo que el cocinero debe usarlas con cuidado.

Otra opción es la de silicona. Una ventaja importante aquí es que no se calientan. Por lo tanto, el cocinero novato a menudo encuentra que es más fácil trabajar con ellas en la cocina. Muchas vienen con mangos grandes que las hacen aún más fáciles de manejar. Ya que son suaves, no rayarán las ollas causando que los recubrimientos se desprendan sobre los alimentos.

Sin embargo, la mayoría de las personas que respaldan el estilo de vida vegano querrán invertir en una vaporera eléctrica. Las mejores tienen múltiples capas, lo que permite que muchos alimentos diferentes se cocinen al mismo tiempo.

Si está considerando una vaporera eléctrica, considere las que le permiten hacer varias cosas. Por ejemplo, algunas unidades le permiten cocinar al vapor, a presión y en modo lento, lo que puede ser una gran comodidad para ahorrar espacio. Cuando mire estas unidades, busque las que están hechas de acero inoxidable, ya que se durarán más tiempo y eliminarán los efectos nocivos del plástico en el cuerpo.

La segunda herramienta que necesitará el cocinero vegano es una olla a presión, ya que permite una preparación rápida de las comidas. Como ya hemos dicho, es posible encontrar una vaporera, una olla a presión y una olla de cocción lenta en unúnico artefacto. Tener una olla a presión no eléctrica por separado es una opción que muchas personas querrán considerar porque pueden usarse en las cocinas a gas si se corta la electricidad. Algunos modelos están diseñados para usarse en fogatas para quienes disfrutan de un estilo de vida activo.

La tercera herramienta que casi todos los cocineros veganos necesitan es una buena licuadora, ya que son útiles para muchos propósitos diferentes, como hacer sopas y batidos. Cuando compre una licuadora, tenga en cuenta aquellas con accesorios que le permiten hacer muchas cosas diferentes.

Además, las licuadoras vienen con motores de distintos tamaños. Cuanto más grande sea el motor, más potente será la máquina. Por lo tanto, procesará frutas y verduras duras más fácilmente.

El cocinero también necesita una buena variedad de ollas y sartenes. Una cosa que debe tener en cuenta al comprar esto, es encontrar artefactos donde los alimentos no se peguen. Esto es particularmente importante cuando se preparan alimentos ricos en proteínas, como el tofu, que se pegan. No todas las bandejas antiadherentes son iguales, y muchas personas son conscientes de que se ha demostrado que el teflón puede causar cáncer cuando se desprende de los alimentos. Por lo tanto, busque opciones en las que la bandeja esté construida de un material antiadherente para que no tenga que preocuparse por el desprendimiento del recubrimiento.

En general, cuanto más pesada sea la sartén, más durará. Si bien estas bandejas pueden ser más caras, a menudo duran más, lo que permite que el comprador ahorre dinero a largo plazo. Una opción popular cubre una capa de aluminio entre dos de acero inoxidable, lo cual permite que la sartén se caliente de manera uniforme.

El cocinero necesita una variedad de tamaños de sartenes, ya que es importante el nunca abarrotar los alimentos en una sartén porque impide que los alimentos se cocinen uniformemente. Cuanto más pesada es la capa de aluminio, más probable es que la sartén se caliente de manera uniforme.

Si bien los recipientes de plástico siguen siendo una opción popular para almacenar muchos tipos de alimentos, puede que no sean la mejor elección. La verdad es que los investigadores aún no entienden por completo qué impacto tiene el uso del plástico en los químicos dañinos que se introducen en los alimentos. Por lo tanto, el cocinero debe considerar usar vidrio en su lugar.

También hay varias herramientas más pequeñas que una persona que prepare una dieta vegana necesitará. Por ejemplo, varios buenos cuchillos de chef. Todos los cuchillos deben tener mangos diseñados ergonómicamente para que el individuo los pueda usar fácilmente. La cuchilla debe extenderse dentro del mango ya que esto proporciona mayor resistencia.

Existe un debate sobre si es mejor un cuchillo de cerámica o uno de acero inoxidable. Aquellos que prefieren los

cuchillos de acero inoxidable señalan la facilidad con que estos pueden afilarse cuando es necesario, mientras que otros señalan que los cuchillos de cerámica permanecen más afilados durante más tiempo y generalmente duran más.
También necesitará una variedad de otras herramientas en su cocina que quizás ya tenga a mano. Alternativamente, puede desear celebrar su nuevo estilo de vida obteniendo nuevas. Algunas de las más importantes serán una ensaladera, un rallador, una prensa de ajo, batidores, cucharas de medir, tazas de medir, pinzas, coladores y escurridores. Una herramienta muy útil que usted querrá obtener es un molinillo de café pequeño, ya que es muy útil para moler semillas en polvo y así preparar sus mezclas de especias para condimentar sus ensaladas.

Especias

Un área de la que muchas personas se quejan al comenzar a comer la dieta vegana es que es insípida. Por sí solos, muchos alimentos en la dieta vegana tienen sabores más suaves, pero son excelentes para mejorar con hierbas y especias. Si no ha valorado estos ingredientes últimamente, comprarlos todos a la vez puede aumentar considerablemente su factura de la compra. Hay varios consejos que puede utilizar para ahorrar dinero al comprar especias.

Cada persona tiene sus propios sabores amados. Estas son las especias que una persona necesita comprar a granel. Las otras que necesite para un plato ocasional deben comprarse en la menor cantidad posible. A muchas personas les resulta útil comprar todas sus especias en recipientes para comenzar, pero luego encuentran lugares donde venden estas hierbas y especias, y vuelven a llenar las botellas.

Nunca pase por alto la posibilidad de cultivar hierbas en casa. Si bien esto se puede lograr fácilmente, usted querrá mantener su despensa abastecida con algunas hierbas básicas como hojas de laurel, eneldo, albahaca, tomillo, orégano, romero, ajo en polvo, nuez moscada, cúrcuma, canela molida, jengibre molido, pimentón, cebolla en polvo y chile en polvo.

Descubrirá que está usando más pimienta que nunca. Una excelente manera de asegurarse de que está utilizando la pimienta más fresco posible es comprar granos de pimienta negra y un molino de pimienta. Cuando compre un molino, busque uno donde pueda ajustar fácilmente la molienda según lo que esté cocinando. Si bien es posible que desee limitar la cantidad de sal en su cocina, tener a su disposición una variedad de sales, como la sal del Himalaya, la sal marina y la sal kosher, le permite utilizar la sal de manera creativa.

Abastecerse de las especias étnicas basadas en la cocina que le gusta comer es mejor. Si le agrada la cocina italiana, entonces compre copos de pimienta roja e hinojo. En cambio, si le gusta la cocina asiática, considere el cilantro, el anís estrellado, el cardamomo, el curry en polvo, el comino, el garammasala y el polvo de cinco especias. Si prefiere el Tex-

Mex y la cocina española, asegúrese de abastecerse de comino, chile, cilantro, pimienta de cayena y orégano mexicano. Generalmente es más barato comprar especias individuales y crear sus propias mezclas. Si no sabe lo que hay en una mezcla determinada, revise internet porque encontrará muchas sugerencias.

Puede descubrir que le encanta hornear ahora que está comenzando su estilo de vida vegano. Si esto es cierto, entonces seguramente querrá abastecerse de especias para hornear, como el jengibre, los clavos de olor, el cremor tártaro, la nuez moscada y la canela.

Mientras compra sus especias, es importante pensar cómo planea almacenarlas. Si bien muchas especias vienen en frascos de plástico, es mejor almacenarlas en frascos de vidrio. Las especias duran más tiempo cuando se almacenan a entre 40 y 70 grados Fahrenheit y se mantienen alejadas de la luz. La mayoría de las especias duran seis meses y muchas se pueden guardar por más tiempo. Si el sabor empieza a cambiar, es hora de descartarla y comprar nueva. Del mismo modo, si examina sus especias con cuidado, la mayoría cambiará de color justo antes de que empiece a deteriorarse. Algunas especias tienen un alto contenido de aceites naturales y pueden volverse rancias.

Su cocina debe convertirse en un lugar en el que disfrute pasando su tiempo. Por lo tanto, considere maneras de actualizarla para que pueda disfrutarla aún más. Incluso si las renovaciones importantes no están en su presupuesto en este momento, piense en un lugar donde la gente pueda reunirse y dele a la habitación una nueva capa de pintura. Obtenga las herramientas y los aparatos que le harán la vida más fácil, como una vaporera y una olla a presión. Finalmente, elimine el aburrimientode esta nueva dieta obteniendo una amplia variedad de especias.

Capítulo 4 - Recetas veganas para el desayuno

Muchas personas que no están familiarizadas con la alimentación vegana piensan que el desayuno puede ser una comida difícil de preparar en esta dieta, porque creen que se limita a las ensaladas y las sopas de verduras. De hecho, hay muchas opciones de desayuno vegano que adorarás. Aquí le ofrezco cinco recetas veganas para el desayuno que le ayudarán a comenzar bien el día.

Revuelto en Sartén

Ingredientes:
4 patatas rojas pequeñas
1/2 cebolla amarilla mediana
1/2 pimiento rojo
1 manojo pequeño de acelga
2 cucharadas de aceite de oliva
6 onzas de salchicha vegana
1 libra de tofu extra firme, escurrido, prensado y cortado en dados de 1/2 pulgada
2 dientes de ajo
1 taza de champiñones cremini en rodajas

1 cucharadita de albahaca seca
1 cucharadita de perejil seco
1 cucharadita de tomillo seco
1 cucharadita de sal
1/2 cucharadita de cúrcuma
1/8 cucharadita de pimienta de cayena
2 cucharadas de jugo de limón
3 cucharadas de levadura nutricional

Instrucciones:

1.Pele las patatas y córtelas en cubos de una pulgada. Colóquelas en una vaporera y cocine durante unos 14 minutos hasta que estén tiernas.

2. Mientras tanto, pique el pimiento y la cebolla.

3. Retire los tallos de la acelga y desgarre en trozos pequeños.

4. Después de que las patatas hayan sido cocidas al vapor, coloque el aceite en una sartén. Dore ligeramente las patatas y déjelas a un lado en un plato.

5. Agregue la cebolla y cocine por unos dos minutos.

6. Desmenuce la salchicha en la sartén y cocine por dos minutos más.

7. Escurra y presione el tofu, luego córtelo

en trozos pequeños. Añada a la salchicha y la cebolla.

8. Agregue la acelga y los champiñones. Cocine por 15 minutos hasta que el tofu comience a tomar un color dorado.

9. Agregue la albahaca, el perejil, el tomillo, la sal, la cúrcuma, la pimienta de cayena y la levadura nutricional.

10. Regrese las patatas a la sartén.

11. Agregue el jugo de limón y cocine por unos cinco minutos hasta que todo esté caliente.

Muffins de Plátano
Ingredientes:
1/4 taza de puré de manzana sin azúcar
1/4 taza de mantequilla no láctea
1 taza de azúcar granulada orgánica
2 cucharaditas de harina de soja orgánica
2 cucharadas de agua
2 plátanos
1 taza de harina integral
1 taza de harina sin blanquear
1 cucharadita de polvo de hornear
1/2 cucharadita de bicarbonato de sodio
1 taza de leche no láctea
1 cucharada de vinagre de manzana

1 cucharadita de extracto de vainilla

Instrucciones:

1. Precaliente el horno a 375 grados F.

2. Engrase ligeramente un molde para muffins.

3. Coloque el puré de manzana, la mantequilla no láctea y el azúcar en un bol, y mezcle hasta que estén bien combinados.

4. En un tazón pequeño, mezcle la harina de soja con el agua. Luego, vierta en la mezcla de compota de manzana.

5. Machaque los plátanos y agréguelos a la mezcla.

6. Añada la vainilla. Luego, agregue lentamente la harina de trigo integral, la harina sin blanquear, el bicarbonato de sodio y el polvo de hornear.

7. Bata la leche no láctea y el vinagre de manzana en un tazón. Luego, añada a la mezcla.

8. Después de asegurarse de que todo esté bien integrado, vierta la mezcla en los moldes para muffins hasta que cada vaso esté 3/4 lleno.

9. Hornee por 24 minutos hasta que un

palillo insertado en el centro del panecillo salga limpio.

10. Retire inmediatamente los panecillos a un estante de alambre y deje que se enfríen.

Avena Con Calabaza

Ingredientes:
1/3 taza de avena regular
1 taza de leche no láctea
½ cucharadita de extracto de vainilla
½ taza de calabaza
½ cucharada de semillas de chía
1/8 cucharadita de sal marina
½ cucharadita de canela
¼ cucharadita de jengibre
1/8 cucharadita de nuez moscada
1 cucharada de pacanas picadas
1 cucharada de leche de almendras
1 cucharada de jarabe de arce
1/2 cucharadita de *Earth Balance*
1/3 de mantequilla de calabaza

Instrucciones:
1. Caliente la avena y la leche de almendras lentamente a fuego medio.
2. Agregue la calabaza y las semillas de

chía. Continúe cocinando durante seis minutos, revolviendo con frecuencia.

3. Agregue la sal marina, la canela, el jengibre, la nuez moscada y el extracto de vainilla. Cocine otros cinco minutos, revolviendo frecuentemente. Retire del fuego.

4. Desmenuce la mantequilla de calabaza en un tazón pequeño. Agregue el *Earth Balance*, el jarabe de arce, la leche de almendras y las pacanas.

5. Coloque la mezcla de avena en un tazón y cubra con la mezcla de mantequilla de calabaza.

Muffins de Arándanos

Ingredientes:
1 taza de leche no láctea
1 cucharada de vinagre de manzana
¼ taza de semillas de lino molidas
1 taza de trigo integral
3/4 taza de harina para todo uso
1 1/2 cucharadita de bicarbonato de sodio
1 cucharadita de canela molida
¼ cucharadita de sal kosher
¼ taza de aceite de oliva

1/2 taza de jarabe de arce puro
1 cucharadita de extracto de vainilla
1/2 cucharadita de extracto de almendra
1 1/2 taza de arándanos
2 1/2 cucharadas de azúcar granulada orgánica
1 cucharadita de canela
2 cucharaditas de *Earth Balance*
2 cucharaditas de harina
1/8 cucharadita de sal

Instrucciones:

1. Precaliente el horno a 375 grados F. Forre un mini molde para muffins de 24 hoyos con papel pergamino.

2. En un tazón mediano, mezcle el lino molido, la harina, el bicarbonato de sodio, la canela y la sal.

3. En un tazón pequeño, mezcle la leche no láctea y el vinagre de manzana.

4. Después de cinco minutos, añada el aceite, el jarabe, la vainilla y el extracto de almendra a la leche no láctea.

5. Agregue los ingredientes húmedos a los ingredientes secos revolviendo hasta que estén unidos.

6. Vierta la mezcla en los revestimientos de

papel.

7. Añada los ingredientes restantes y espolvoree suavemente en la parte superior.

8. Hornee por unos 17 minutos hasta que la parte superior de los muffins vuelva a su lugar cuando los toque ligeramente.

9. Levante los panecillos por sus bordes tan pronto como los saque del horno.

10. Apenas sea posible, retire los panecillos del molde y deje que se enfríen en una rejilla de alambre.

Ingredientes:

8 tazas de cubos de pan italiano

6 onzas de tofu sedoso

1/2 taza de azúcar marrón claro

2 cucharaditas de extracto de vainilla

1 cucharadita de canela molida

¼ cucharadita de nuez moscada molida

1/8 cucharadita de pimienta de Jamaica

1/4 cucharadita de sal

2 tazas de leche natural no láctea sin azúcar

1/4 taza de jarabe de arce puro, y más para servir

1 cucharada de mantequilla vegana

1/4 taza de nueces picadas gruesas

Instrucciones:

1. Precaliente el horno a 275 grados F.
2. Corte el pan en pedazos del tamaño de un bocado y colóquelos en una bandeja para hornear.
3. Lleve la bandeja con el pan al horno durante 30 minutos.
4. Rocíe generosamente el interior de una olla de cocción lenta con aceite en aerosol.
5. Transfiera las migajas de pan secas a la olla de cocción lenta.
6. Coloque el azúcar, el tofu, la vainilla, la canela, la nuez moscada, la sal y todas las especias en un procesador de alimentos.
7. Agregue el jarabe de arce y la leche. Pulse hasta que esté todo bien mezclado.
8. Viertael preparado sobre el pan.
9. Finalice colocando encima un poco de mantequilla vegana y nueces.
10. Cocine a fuego alto hasta que esté firme, lo que llevará aproximadamente una hora.

Capítulo 5 -5 Recetas veganas para el almuerzo

Ensalada Mexicana Con Quínoa y Tempeh

Ingredientes:
1 taza de quínoa
2 tazas de agua
1 cucharada de aceite de oliva
1/2 cebolla
1 pimiento rojo
8 onzas de tempeh
1 taza de salsa
1 cucharada de jugo de lima
1 cucharadita de comino
¼ cucharadita de pimienta de cayena
¼ cucharadita de sal
¼ cucharadita de pimienta
15 onzas de frijoles negros
1 taza de maíz fresco
½ taza de tomates cherry
2 cucharadas de cilantro fresco
1/8 cucharadita de sal
1/8 cucharadita de pimienta
1 aguacate

Instrucciones:
1. Vierta la quínoa y el agua en un horno

holandés con una tapa ajustada. Deje que hierva, reduzca el fuego y continúe hirviendo a fuego lento durante 20 minutos. Una vez que se haya absorbido toda el agua, esponje con un tenedor.

2. Mientras tanto, pique el pimiento y la cebolla. Una vez que la quínoa esté cocida, agréguela a la sartén.

3. Corte el tempeh en trozos pequeños y póngalo en la sartén.

4. Añada los condimentos, el jugo de lima y la salsa. Cocine a fuego lento revolviendo frecuentemente durante 15 minutos.

5. Transfiera la mezcla a un recipiente de vidrio.

6. Escurra y enjuague los frijoles negros, y agréguelos a la mezcla.

7. Corte el tomate y el cilantro, y añádalos a la sartén. Agregue el maíz, la sal y la pimienta. Revuelva hasta que esté bien combinado.

8. Corte en cubitos el aguacate, agregue y mezcle.

Ensalada de Patata Dulce

Ingredientes:

4 patatas dulces grandes
½ taza de aceite de oliva extra virgen
1/8 cucharadita de sal
1/8 cucharadita de pimienta negra molida gruesa
¼ taza de vinagre de vino tinto
1 pimiento rojo mediano
2 cucharaditas de comino molido
1 cucharada de ralladura de naranja
1/2 taza de cebolleta en rodajas
1/2 taza de hojas de menta fresca picada
1 jalapeño
1/4 taza de pasas de uva

Instrucciones:
1. Precaliente el horno a 400 grados F.
2. Pele las patatas dulces y córtelas en trozos pequeños.
3. Coloque las piezas en una bandeja para hornear y rocíe seis cucharadas de aceite sobre las patatas. Revuelva para cubrirlas.
4. Sazone las patatas con sal y pimienta.
5. Ponga las patatas en el horno y ase durante 15 minutos.
6. Retire la bandeja del horno y dé vuelta las patatas. Regréselas al horno por otros 15 minutos.

7. Mientras tanto, en una licuadora, mezcle el aceite restante, el vinagre, la ralladura de naranja y el comino.

8. Pique el pimiento y agréguelo a la mezcla. Pulse hasta que esté homogéneo.

9. Mezcle las patatas calientes con los ingredientes restantes. Luego, agregue el aderezo poco a poco. Dependiendo de sus gustos personales, es posible que no necesite todos los aderezos.

Quínoa y Lentejas Especiadas Con Comino

Ingredientes:
6 zanahorias
6 tallos de apio
1 cebolla blanca
1 tomate
1 taza de quínoa seca
2 tazas de caldo de verduras orgánico
15 onzas de frijoles negros
1/8 cucharadita de sal
1/8 cucharadita de pimienta
1 cucharada de aceite de oliva
8 onzas de lentejas verdes secas
1 cuarto de caldo de verduras
¼ cucharadita de cilantro molido

¼ cucharadita de comino molido
1/8 cucharadita de sal
1/8 cucharadita de pimienta
Instrucciones:
1. Corte en cubos dos zanahorias y rebane el resto.
2. Corte los tomates y la cebolla.
3. Corte el apio en trozos pequeños.
4. Sofría las cebollas en el aceite de oliva hasta que estén translúcidas. Agregue los tomates, el apio, las zanahorias cortadas, el caldo de verduras, las lentejas y las especias. Cubra y cocine por una hora a fuego medio.
5. Después de que la mezcla de lentejas se haya cocido durante unos 30 minutos, coloque la quínoa y el caldo de vegetales orgánico en una olla grande. Lleve a hervir.
6. Reduzca el fuego y cocine la quínoa durante 10 minutos.
7. Escurra y enjuague los frijoles negros. Revuélvalos en la quínoa.
8. Cocine por 17 minutos, luego esponje con un tenedor.
9. Coloque la mezcla de quínoa y frijoles en seis tazones individuales. Cubra con la

mezcla de lentejas y disfrute.

Delicioso Curry De Verano

Ingredientes:
½ cebolla amarilla
1 patata dulce
1 pizca de jengibre
2 calabacines
1 cucharada de aceite de coco
2 dientes de ajo
1 cucharada de curry en polvo
1 cucharadita de semillas de cilantro
1 cucharadita de semillas de comino
½ cucharadita de semillas de fenogreco
½ cucharadita de cúrcuma en polvo
1 lata de 28 onzas de tomate triturado
14 onzas de garbanzos enlatados
½ cucharadita de jarabe de agave
½ taza de cilantro
1 cucharada de jugo de lima

Instrucciones:
1. Pique el cilantro, la patata dulce y el calabacín. Corte en cubos la cebolla. Ralle el jengibre.
2. Caliente el aceite de coco en una sartén grande a fuego medio. Una vez caliente,

agregue la cebolla y la patata dulce. Cocine hasta que la cebolla esté casi translúcida.

2. Pique el ajo y añádalo a la cebolla.

3. Agregue el polvo de curry, las semillas de cilantro, las semillas de comino, las semillas de fenogreco y la cúrcuma. Cocine por un minuto.

4. Añada los tomates triturados y deje hervir.

5. Reduzca el calor y cubra la sartén. Cocine a fuego lento durante 10 minutos.

6. Agregue el jarabe de agave, los garbanzos y el calabacín. Regrese la tapa a la sartén y cocine por 11 minutos. Si la mezcla se ve seca, agregue un poco de agua.

7. Retire del fuego y agregue el cilantro y el jugo de lima. Sirva y disfrute.

Calabaza Con Chile a Cocción Lenta

Ingredientes:
Pastel de 3 libras de calabaza
2 nabos medianos
½ taza de mantequilla sin sal no láctea
½ taza de aceite de oliva
½ taza de harina de maíz

2 pimientos rojos
1 cebolla grande
6 dientes de ajo
2 cucharadas de pasta de tomate
4 tazas de caldo vegetariano orgánico
20 onzas de tomates en dados enlatados con chiles verdes
Latas de chile de 32 onzas
2 tazas de maíz congelado
1 cucharada de chile en polvo
1 cucharadita de canela
1 cucharadita de comino
1/8 cucharadita de sal
1/8 cucharadita de pimienta
1 cucharada de vinagre balsámico

Instrucciones:
1.Corte la calabaza por la mitad y saque las semillas y los cordeles.
2. Coloque cada mitad en un recipiente con agua y cocine en el microondas durante cinco minutos.
3. Deje que la calabaza se enfríe. Use un cuchillo afilado para quitar la piel.
4. Pele los nabos y córtelos en cubos pequeños.
5. En una olla para sopa, caliente la

mantequilla no láctea y el aceite de oliva a fuego medio.

6. Agregue la harina de maíz

7. Corte la calabaza pelada en trozos pequeños y agréguela a los nabos.

8. Pique el pimiento y la cebolla, y añádalos.

9. Pique el ajo y agréguelo.

10. Añada la pasta de tomate y cocine durante 10 minutos.

11. Agregue los ingredientes restantes y deje hervir.

12 Reduzca el calor y cocine a fuego lento durante una hora.

Conclusión

Ser vegano puede resultar difícil, especialmente si es una persona muy sociable y le gusta salir con amigos. Sin embargo, es muy importante entender por qué decidimos conscientemente convertirnos en veganos. Tal vez sea por causas humanitarias, ecológicas, sanas u otras. Pero siempre debe haber una razón importante y profundamente personal sobre por qué decidimos saltear los alimentos que muchas personas comen en su dieta diaria.

Si tiene estas razones claras y siente que está haciendo lo correcto, será muy fácil seguir los diferentes conceptos de una dieta vegana, y lo más importante es que comenzará a sentirse bien y disfrutará enormemente de los beneficios de esta alimentación.

Su cuerpo estará más saludable, se sentirá más liviano y tendrá más energía. Sentirá que puede enfocar mejorsu mente e incluso perder peso.

Sin embargo, es muy importante entender que, aunque en este libro le di una muy buena introducción sobre cómo convertirse en vegano, siempre debería discutir con un experto en el campo nutricional sobre cómo puede equilibrar su ingesta de alimentos para sus necesidades personales específicas para que siempre coma una cantidad equilibrada de los diferentes nutrientes que su cuerpo necesita.

Si sigue los pasos y decide abrazar el estilo de vida vegano, le deseo toda la suerte y ojalá que disfrute de un estilo de vida saludable y delicioso.